RETENCIÓN DE SEMEN: LA REVOLUCIÓN

Desbloquea la Confianza del Macho Alfa, Atrae Mujeres, Estatus y Éxito, y Supera la Adicción al Porno y a la Masturbación con la Maestría de la Transmutación Sexual.

LEO BLACK

Índice

Introducción

En los albores del siglo XXI, el hombre se enfrenta a una nueva difícil situación. Gracias a la evolución culminada de nuestra especie, nuestra innovación y nuestra fuerza, hemos eliminado casi por completo el concepto de inconveniente. Ahora más que nunca, tenemos el acceso más rápido a cualquier deseo saciante, y ello está erosionando nuestra capacidad de tolerar la lucha. Muchos se equivocan al pensar que los obstáculos nos inhiben, pero el obstáculo es el camino. Estamos destinados a ser desafiados, puestos a prueba contra fuerzas diseñadas para paralizarnos y mutilarnos, y no sólo en sentido literal.

En estos tiempos modernos, nuestras creencias se ven desafiadas por los intentos de toda la sociedad de subvertir la tradición y la masculinidad, no porque haya que cambiar ninguno de esos conceptos, sino porque se está desvaneciendo una comprensión más profunda de ambos. Nos aplacamos voluntariamente con sustancias y actividades autogratificantes como la comida basura, las drogas, el alcohol, el porno y la masturbación, todo porque nos han dicho que es normal disfrutar de estas cosas. Estas no te matarán de inmediato, pero es una muerte lenta y dolorosa, el dolor aumenta cuanto más te acostumbras a sentirlo.

Nuestra necesidad de saciar una sed interminable se ve reforzada por el acceso que tenemos a la Kool-Aid, animados a seguir bebiendo por actores de mala fe y estafadores de los medios de comunicación, las empresas e incluso el mundo académico. Los hombres de hoy en día nos vemos acosados casi constantemente por oportunidades de hacernos más blandos, más vulnerables y menos capaces de luchar contra nuestros impulsos y caprichos.

Siempre se puede mejorar. Siempre tendrás la oportunidad de ser mejor mañana de lo que eres hoy. Puedes liberarte de las fuerzas que te frenan y cultivar el poder que preparará tu mente y tu cuerpo para las pruebas a las que te enfrentarás en la vida. Todo comienza con dominarte a ti mismo, controlando un impulso tan natural como el hambre, y resistiendo una tentación carnal que puede llevarte en contra de tu buen juicio. Todo comienza con la retención del semen.

En los últimos años, ha habido un movimiento creciente hacia la exploración y la adopción de las antiguas enseñanzas sobre la masculinidad, lo que lleva a un renovado interés en la práctica de la retención del semen. Esta práctica, que ha ganado popularidad bajo varios nombres como conservación del semen, abstinencia sexual y NoFap, consiste en abstenerse de eyacular durante largos periodos de tiempo. Mientras que algunos pueden descartar la retención de semen como una mera tendencia o moda, es importante señalar que esta práctica tiene profundas raíces tanto en las tradiciones antiguas como en la investigación científica moderna. Al profundizar en estas enseñanzas y estudios, las personas están descubriendo una gran cantidad de beneficios físicos y mentales asociados con la retención de semen.

Desde las antiguas enseñanzas taoístas hasta las prácticas ayurvédicas indias, la retención del semen se ha considerado durante mucho tiempo un medio para aumentar la vitalidad y el bienestar. Estas tradiciones sugieren que, al conservar la energía seminal, las personas pueden aprovechar su fuerza vital y redirigirla hacia otros aspectos de su vida.

La investigación científica moderna también ha arrojado luz sobre los beneficios potenciales de la retención de semen. Los estudios han demostrado que abstenerse de eyacular puede aumentar los niveles de testosterona, mejorar el rendimiento físico, aumentar la claridad mental y mejorar la concentración.

Además, la retención del semen fomenta la autodisciplina y el control sobre los propios deseos. Uno de los beneficios más destacados que suelen pregonar los profesionales es la capacidad de superar la adicción a la pornografía. Al abstenerse de eyacular y reducir la exposición a contenidos explícitos, las personas se liberan de las garras de la adicción y recuperan el control sobre sus propios deseos.

Superar la adicción es, sin duda, un viaje difícil, y muchas personas han descubierto que la práctica de abstenerse de eyacular y reducir la exposición a contenidos explícitos es beneficiosa para liberarse de las garras de la adicción al porno.

Al comprometerse conscientemente a abstenerse, las personas recuperan el control sobre sus propios deseos y desarrollan gradualmente hábitos más saludables. Uno de los principales beneficios que suele asociarse a esta práctica es el empoderamiento. Liberarse de la adicción puede conducir a una mejora de la autoestima, un aumento de la confianza y una sensación de logro que supera a la de cualquier colocón.

Además, abstenerse de eyacular puede provocar cambios físicos en el organismo. Algunos defensores sostienen que la retención del semen permite una acumulación de energía sexual que puede reorientarse hacia otras áreas de la vida, como el crecimiento personal o las actividades creativas.

Además, la reducción de la exposición a contenidos explícitos permite a los individuos reconfigurar sus cerebros, alejándose del material hiperestimulante y acercándose a experiencias de intimidad más realistas. Con el tiempo, este cambio puede conducir a una percepción más sana de las relaciones y la sexualidad.

Es importante tener en cuenta que la superación de la adicción es un proceso altamente individualizado sin una solución única para todos. Mientras que algunas personas tienen éxito con prácticas de abstinencia como NoFap o enfoques similares, otras pueden beneficiarse de un apoyo adicional como la terapia o el asesoramiento.

Si tu o alguien a quien conoces está luchando con la adicción a la pornografía o cualquier forma de adicción, la búsqueda de ayuda profesional es siempre recomendable. Los profesionales cualificados pueden proporcionar orientación personalizada adaptada específicamente a las necesidades individuales. Recuerda que liberarse de cualquier forma de adicción requiere determinación y perseverancia. Sin embargo, con el enfoque y el sistema de apoyo adecuados, es posible recuperar el control.

Otro aspecto intrigante de la retención del semen gira en torno a su impacto en las relaciones con las mujeres. Sus defensores afirman que, al practicar la retención del semen, los hombres pueden desarrollar una conexión más profunda con sus parejas, tanto emocional como sexualmente.

Esto se debe al hecho de que los hombres que retienen su semen experimentan cambios que los hacen más atractivos para las mujeres debido a numerosas facetas de su ser. Los beneficios físicos, mentales, emocionales y espirituales de la retención de semen resplandecen en la piel y brillan a través de nuestro comportamiento.

Nuestras actitudes mejoran nuestros comportamientos y viceversa. Un tú más fuerte, tanto mental como físicamente, tendrá más posibilidades de atraer a las mujeres que sin retener el semen. No se trata sólo de las características físicas mejoradas por la retención de semen (como una piel más clara y un cuerpo más en forma), o incluso la mente más aguda que seguramente producirá un encanto o ingenio que la cogerá desprevenida, es también la percepción más sana de las mujeres que desarrollas cuando te abstienes del porno y la masturbación.

Contrariamente a la creencia popular, el porno tiene sus raíces en la misoginia que insensibiliza a los hombres ante el abuso, la degradación y la cosificación sexual de las mujeres. Cuando se ve porno en exceso, cambia la forma en que los hombres piensan sobre las mujeres hasta un punto que no les ayudará a atraer a ninguna mujer. El consumo excesivo de porno puede influir en el trato irrespetuoso o dañino hacia las mujeres y, por otro lado, puede hacer que se piense en el sexo más a menudo de lo apropiado o que se asocien los pensamientos sexuales con la culpa y la vergüenza en lugar de con algo natural.

Es innegable que el porno tiene efectos en nuestra vida sexual, y los primeros en notarlos somos nosotros mismos o nuestros amantes. Nos debemos a las personas que comparten su cuerpo con nosotros para que la experiencia sea satisfactoria y nutritiva. Al ser más conscientes de su energía sexual y de cómo puede afectarles, los hombres pueden desarrollar una comprensión más profunda de sí mismos, lo que a su vez podría conducir a una mejor comunicación e intimidad dentro de sus relaciones o aumentar la probabilidad de construir la relación adecuada. La retención del semen puede ayudar a ello.

La práctica de la retención del semen puede implicar el desarrollo de hábitos que van en contra de su naturaleza cómoda: la forma en que afronta las cosas cuando las tensiones en la vida comienzan a aumentar, la frustración empieza a acumularse o cuando la vida carece de emoción o estimulación. No hay necesidad de ignorar estos sentimientos, pero hay que tratarlos de forma más sana, no enterrarlos bajo el placer y el exceso de indulgencia.

Cuando te dominas a ti mismo, dominas tus impulsos, tus sentimientos y tu entorno. El dominio de uno mismo no es un apretón de manos, sino una mano suelta que te guía hacia lo que es mejor para ti. Mientras sigues leyendo, esfuérzate por asumir el objetivo general de la superación personal comprendiendo que cada palabra escrita es una inversión en tu potencial, y que no hay atajo hacia la grandeza. Trata de experimentar la amplia gama de beneficios de la retención de semen. Pero primero, tómate un tiempo para aprender sobre ello.

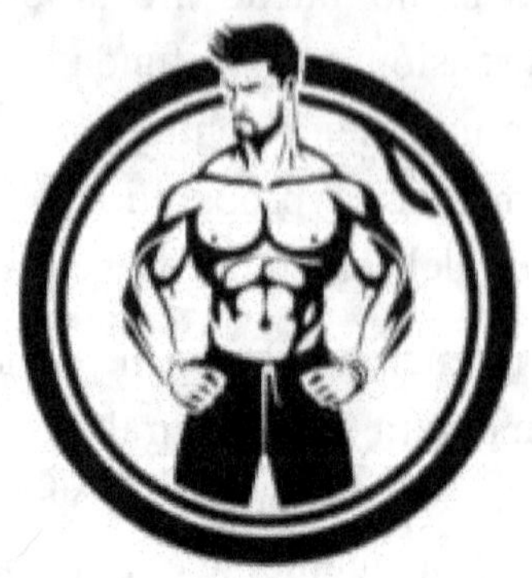

Capítulo 1

La guerra contra la masculinidad

La visión tradicional de la masculinidad está siendo cuestionada en la sociedad actual. Más recientemente, la palabra "masculino" ha recibido connotaciones negativas y suposiciones inexactas de su verdadera definición, lo que también ocurre con la palabra "femenino" de forma paralela y solapada. Las redes sociales, la política de género y el cambio de las normas sociales han hecho que los hombres se cuestionen su papel y su lugar en el mundo. Esto ha provocado un aumento de los hombres que se sienten marginados y obligados a soportar un mundo que con frecuencia rechaza quiénes son y qué son.

Cuando muchos hombres se resisten a la atmósfera social que intenta cambiarlos desde dentro hacia fuera, se encuentran con la vergüenza, los insultos y la culpa que intenta forzar la conformidad con un nuevo orden mundial que no tiene en cuenta los intereses de todos. Si se sigue librando esta guerra contra la masculinidad, no habrá vencedores. Hombres y mujeres seguirán sufriéndola, y la brecha entre ellos no hará sino aumentar.

Los hombres deben aprender la verdadera naturaleza de la masculinidad si quieren tener alguna esperanza de llevar una vida plena. Es deber de todo hombre comprender cómo su masculinidad puede afectar positivamente a su entorno, tal y como la naturaleza siempre ha pretendido, y liberarse de la mentira de que hay algo inherentemente tóxico en la masculinidad.

Masculinidad: Fue, Es y Será

Ya no se espera que seamos los mismos hombres que fueron nuestros padres. La cambiante dinámica de género está animando a los hombres a subvertir sus normas convencionales, ya sea incumpliendo las expectativas tradicionalmente masculinas o adhiriéndose más a las expectativas tradicionalmente femeninas. Ahora se anima a los hombres a ser más vulnerables emocionalmente y abiertos sobre sus sentimientos, a acatar una asociación igualitaria entre hombres y mujeres en lugar de aspirar a liderar, a participar en actividades y vicios que erosionan nuestra disciplina y a sofocar nuestra propia naturaleza.

Por otro lado, a los hombres se les han dado más formas de expresarse, a las mujeres más oportunidades de mantener a sus familias o a sí mismas y, como resultado del avance de la tecnología, tenemos más acceso que nunca a la información. Entonces, ¿por qué existe un política de género improductiva y cómo se ha convertido en una amenaza tanto para la masculinidad como para la feminidad?

El término masculinidad se refiere a los atributos y comportamientos típicos de los hombres. Esto incluye la asertividad, la protección y la tendencia al pensamiento lógico, a proveer y a competir. Éstos son los aspectos positivos, pero, por el contrario, la masculinidad también puede incluir agresividad, violencia, dominación, lapsus egoístas en el pensamiento basado en la lógica y falta de consideración hacia los demás; los aspectos negativos. Los hombres fueron, son y serán capaces de mostrar ambas cosas, pero los ejemplos que debemos seguir se ven en los hombres que muestran lo positivo.

Desgraciadamente, la masculinidad tradicional está ampliamente connotada con lo negativo, lo cual es absurdo teniendo en cuenta que los buenos modelos de conducta han existido desde que hay hombres, mujeres y niños. Hoy en día, hay estudios que han examinado los efectos de la masculinidad tradicional en los niños y los hombres. Muchos estudios se centran en los aspectos negativos, en que la masculinidad tradicional impone a los chicos la expectativa de cumplir el papel de un hombre de éxito caricaturesco; ser sexualmente insensible con múltiples mujeres, superar a sus compañeros en al menos un par de miles de años y una proclividad a la violencia son ejemplos de la caricatura de los hombres tradicionalmente masculinos.

Por el contrario, la verdadera masculinidad tradicional se parece más a un hombre que se dedica a las personas que le rodean, a protegerlas y dirigirlas, y a esforzarse por conseguir un éxito que rinda lo suficiente para mantener a sus seres queridos. La confianza no es un arma que los hombres empuñan contra las mujeres, los niños y los hombres más débiles. La confianza es una torre que se mantiene tan firme como los cimientos sobre los que está construida. Si esos cimientos son superficiales y transigentes, habrá consecuencias a la primera de cambio.

Como a los hombres del pasado se les enseñaba generalmente a valorar su familia, su comunidad, su trabajo y su país, gran parte de la confianza de un hombre tradicional se construía sobre los sólidos cimientos de lo que más importaba a su alma o a su salud mental. Los hombres del presente, sin embargo, están nublados por demasiados lujos, distracciones y falsedades, todo lo cual se interpone entre ellos y un fundamento sano sobre el que basar su confianza.

Los rasgos masculinos nunca han sido el problema. La forma en que se cultivan los rasgos masculinos, tanto en el hogar como en la sociedad, ha cambiado a lo largo de los tiempos. A medida que la masculinidad sigue evolucionando, redefinida por cada época que pasa, se nos da la opción de adherirnos a la masculinidad tradicional o despreciarla por toda su toxicidad. Sin duda existe una tercera opción. Seguro que podemos aprender a diferenciar entre lo que podemos dejar en el pasado y lo que merece ser traído al futuro. Eso empieza por comprender cómo la masculinidad tradicional puede adaptarse a un mundo moderno.

La independencia económica y los logros siempre han sido señas de identidad de la masculinidad, pero los cambios sociales y económicos en el mundo, sobre todo en Occidente, han tenido un impacto innegable en la capacidad de un hombre para alcanzar estas señas de identidad. Cambios como la urbanización y el auge del capitalismo corporativo han dado lugar a que muchas más mujeres se incorporen a la población activa, a una cultura que valora el trabajo por encima del estilo de vida y a la necesidad sin precedentes de más dinero por hogar.

Nuestros antepasados venían de una época que puede calificarse de más dura, pero no puede negarse que también era más sencilla. Había menos hombres y aún menos mujeres con los que competir en la fuerza de trabajo, era más fácil diferenciar entre la vida laboral y la vida doméstica, y el hombre medio podía mantener un hogar sólo con sus ingresos. A diferencia de nosotros, los hombres del pasado no se ahogaban en un mar de lujos fáciles para distraernos de los problemas de toda la sociedad, muchos de los cuales nos mantienen miserables y solos.

Todas las formas posibles de saciar un antojo malsano o dedicar tiempo a un mal hábito solían requerir más esfuerzo. Atiborrarse de comida rápida no siempre fue tan sencillo como pulsar un smartphone y esperar treinta minutos. La pornografía no siempre fue tan accesible, ni solía satisfacer todos los fetiches imaginables. Hoy en día, los videojuegos ofrecen algunas de las formas más elevadas de arte, pero el menor rendimiento de la inversión de tiempo, y la lista de distracciones continúa.

El entorno moderno está lleno de formas de erosionar la masculinidad e inhibir el potencial. El mejor camino a seguir es comprender la masculinidad tal y como ha sido siempre, tal y como es hoy y en lo que puede convertirse en el futuro.

La feminización de los hombres

En los últimos años ha crecido la tendencia a animar a los hombres a expresarse de formas típicamente femeninas, como llevar vestidos, maquillarse y adornarse con accesorios femeninos. Esta breve lista de ejemplos no incluye a los miembros de la comunidad LGBT+ que se visten de drag o cambian de sexo; se trata de tendencias que se sugieren a los hombres tradicionalmente masculinos, homosexuales o heterosexuales, travestidos o no, para fomentar un cambio de cultura que la mayoría de los hombres y mujeres ni siquiera desean.

Por ejemplo, el cantante de pop y "activista" británico Harry Styles, fue el primer hombre que apareció en solitario en la portada de Vogue. En lugar de aprovechar la oportunidad para homenajear a una mujer que podría merecer más atención o reconocimiento del que está recibiendo actualmente, la revista orientada a las mujeres pensó en elogiar a un hombre por vestirse como una mujer, como si esa fuera la mejor manera de representar a las diseñadoras y a la moda femenina.

Aunque Harry Styles afirma que se viste así porque "cree que queda guay" (Rafter, 2023), no niega el impacto social que espera tener poniéndose vestidos y pintándose las uñas. En una entrevista que concedió a NPR, Styles afirma, en referencia a su travestismo: "No es que lo haga para enviar un mensaje", y en la misma entrevista describe su travestismo como él "Diciéndole [a su público] que sean ellos mismos".

Los hombres que visten de forma afeminada y sus partidarios insinúan que los hombres que no visten así no son ellos mismos ni expresan quiénes son realmente, y que hay que animar a los hombres que visten de forma tradicional y cómodamente masculina a que lleven atuendos más femeninos. Tal vez sea sólo una coincidencia que Harry Styles haya creado una marca de esmaltes de uñas, vendiendo sets de maquillaje a un precio inicial de 65 dólares, al tiempo que anima a los hombres a llevar también maquillaje.

Otro ejemplo, más extremo, es la historia del rapero Jaden Smith, alabado por la crítica, que desde la adolescencia se ha vestido de forma más afeminada con el vehemente apoyo de su madre y el disgusto inicial de su padre. Jaden Smith ha subvertido las normas de género vistiendo faldas y vestidos en eventos de alto nivel, y en 2016 se convirtió en la imagen de la ropa femenina de Louis Vuitton, otro ejemplo de hombres que invaden plataformas de reconocimiento que, de otro modo, habrían ganado las mujeres.

En el caso de Jaden Smith, la feminización de los hombres es más profunda. Las opiniones de las figuras masculinas tradicionales están siendo minimizadas a la luz de opiniones contrastadas y progresistas. La actriz Jada Pinkett Smith, mostró abiertamente su apoyo al travestismo de su hijo, comentando la valentía de llevar faldas, "Siendo un joven negro y el hijo de una estrella de hip-hop súper masculina" (Kelly, 2018). O bien era una confesión de que Jaden fue engendrado por el difunto Tupac Shakur, o bien era una generosa descripción de su marido, Will Smith.

Al parecer, el oscarizado actor y estimado creador de contenidos de YouTube, Will Smith, no apoyó de inmediato el nuevo look de Jaden. Más recientemente, Jada Pinkett "Alsina" compartió la opinión inicial de Will Smith sobre el vestuario femenino de Jaden, declarando en su programa de entrevistas, Red Table Talk, que a su marido "le costó aceptar la decisión de su hijo" (Randolph, 2020).

Los mismos medios recientes, como Metro, hacen poco para compartir cómo el tradicional masculino Will Smith se siente acerca de su hijo, minimizándolo a ser tan simple como que lo rechaza al principio y luego viene a él más tarde. En una entrevista con BET en 2016, unos años antes de que los medios recientes permitieran a Jada hablar negativamente en nombre de su marido, Will Smith reveló sus verdaderos pensamientos sobre el asunto de una manera interesantemente sutil.

El entrevistador de BETNetworks preguntó a Will qué consejo daría a los padres que tienen hijos que experimentan con las normas de género. La respuesta de Will fue vaga pero reveladora. Will respondió con su habitual risa bulliciosa para cortar tensiones antes de decir que no suele dar consejos de paternidad, afirmando esencialmente que todos los niños son únicos, por lo que tendrán necesidades diferentes.

Sin embargo, Will hace una comparación análoga entre criar a un niño y cultivar un árbol, al afirmar que "No puedes obligar a un roble a ser un manzano", y continúa diciendo "Nunca puedes ser feliz siendo lo que no eres", en referencia a los padres que intentan convertir a su hijo en lo que ellos quieren que sea en lugar de lo que el niño quiere ser por sí mismo.

Hay dos maneras de ver lo que dijo Will Smith. La primera forma es percibir que Will Smith está comentando la expresión de Jaden de sí mismo en el interior, que Will admite que es un privilegio que concedió a Jaden al afirmar: "El mayor regalo que podría dar a mis hijos es la libertad de ser quienes son", y hacerlo con aceptación. La segunda forma es pensar que Will Smith está sugiriendo que Jaden se está descubriendo a sí mismo, y que seguramente será más feliz una vez que se haya descubierto y se haya dado cuenta de lo que es después de confirmar lo que no es.

La segunda percepción es una valoración más probable, sobre todo cuando se une a la revelación de Jada de que Will no estaba inmediatamente de acuerdo con el look de Jaden, y su observación de que su hijo subvierte el ejemplo tradicionalmente masculino que da su marido. Incluso cuando el padre es posiblemente más famoso que su mujer y su afeminado hijo juntos, sus ideas sobre el progresismo quedan eclipsadas por las de su mujer porque se atreve a considerar a la persona en el centro de todo en lugar de impulsar una agenda y señalar virtudes.

Tal vez sea un análisis demasiado aproximado, pero Will puede haber utilizado intencionadamente el ejemplo de un roble alto, firme y fiable en contraste con un árbol que florece y da frutos.

En última instancia, Jaden Smith ha dicho que se viste de forma alternativa para que algún día no se burlen de cualquier otra persona que quiera vestirse fuera de las normas de género. Tal vez sea una coincidencia que Jaden Smith también tenga una marca de moda vinculada a su imagen progresista, que se beneficia generosamente de cualquier otra persona que quiera desafiar las normas de género.

El problema de subvertir las normas de género es que a menudo desprecia o descarta la masculinidad tradicional y fomenta la noción de que la feminización de los hombres debe alabarse no sólo como una alternativa, sino como un reemplazo. Esto se hace insinuando que hay más virtud o sabiduría en apartarse de un modo que sienta bien a la mayoría de los hombres y mujeres.

Irónicamente, una encuesta del Centro de Investigación Pew concluyó que las mujeres son más propensas que los hombres a decir que "la sociedad admira a los hombres que son varoniles o masculinos" (Parker, 2017). El 62% de las mujeres encuestadas afirmaron que esto es así, y solo el 43% de los hombres encuestados dijeron lo mismo. Sin embargo, el 68% de los hombres que tenían esa creencia veían como algo bueno que la sociedad admirara a los hombres varoniles o masculinos, mientras que solo el 56% de las mujeres que tenían esa creencia también lo veían como algo bueno.

Hay algunas extrapolaciones que pueden hacerse a partir de estos datos. La primera es que, en general, se espera que los líderes de la sociedad posean rasgos de hombría y masculinidad, tanto si eso es deseable como si no. En el mismo estudio de Pew, otra encuesta concluyó que el 53% de los estadounidenses admiran a los hombres que son varoniles o masculinos, y el 32% a las mujeres que son femeninas.

La segunda extrapolación es que las percepciones de los hombres masculinos y las mujeres femeninas en la sociedad están muy mezcladas. No está claro si esto se debe a una caracterización errónea de los rasgos masculinos y femeninos en la sociedad, exacerbada por estereotipos poco útiles, o si se trata de una cuestión totalmente distinta que tiene que ver con los modelos de conducta y la falta de ellos.

Los cambios en las normas sociales también son un factor probable. Los datos indican además una menor consideración de las mujeres como modelos de conducta, con un 57% que afirma que la sociedad ni admira ni desprecia a las mujeres y un 11% que dice que la sociedad desprecia a las mujeres. El 39% ni admira ni desprecia a los hombres, y el 7% desprecia a los hombres.

Estas estadísticas sugieren una disonancia cognitiva entre lo masculino y lo femenino. El remedio para esta disonancia cognitiva es aprender por qué existen estas normas de género en primer lugar y explorar sus impactos positivos en la sociedad.

El progresismo forzado no es progresista

Cuando alguien juzga a un hombre por su "masculinidad tóxica", hay un hombre que irónicamente muestra rasgos masculinos tóxicos, señalando que no hay nada malo en la verdadera masculinidad. Cuando los hombres o las mujeres sugieren que los hombres deberían ser más femeninos, hay un hombre que bromea sobre ser más femenino de lo que realmente es, dejando claro lo absurdo que es esperar que los hombres actúen como mujeres y viceversa.

La sociedad occidental ha llegado a un punto en el que, al esforzarse por ser más tolerante con los estilos de vida alternativos, una cultura de sobrecorrección ha dado lugar a actitudes menos tolerantes con lo que se sale de la norma. El mundo pasó de decirle a la gente que negara la existencia de la homosexualidad, luego que aceptara la homosexualidad y ahora que mitigue la heterosexualidad porque la sexualidad es un espectro y no un instinto binario.

Si a un heterosexual le dicen que ser heterosexual está mal, ¿querría tener razón? Por supuesto que no. Ese punto de vista moral daría lugar a memes de "Yo y los chicos" esposados, escoltados fuera del local por agentes de policía, y siendo fichados, como al final de *El lobo de Wall Street*, por declarar un interés sexual exclusivo en las mujeres.

El sano término medio sería aceptar la homosexualidad como un fenómeno tan real como la heterosexualidad y seguir adelante, pero la mayoría de los progresistas declarados argumentarían que aceptar la homosexualidad no es suficiente, que los hombres deben defender estilos de vida que no representan sus propios intereses o ser tachados de intolerantes.

Es importante recordar que la masculinidad no se define por estos factores externos, sino por la forma en que decidimos dejar que nos afecten. La masculinidad es una virtud inquebrantable en la base de la identidad de la mayoría de los hombres, pero no faltan hombres que sienten que este aspecto fundamental de ellos está amenazado.

Aunque hay factores externos innegables en un mundo que se oponen a la masculinidad o la disminuyen, eso no es excusa para eludir tu debida diligencia para aprender lo que te hace masculino. No hacerlo te llevará a comportamientos que tergiversan la verdadera masculinidad, comportamientos más parecidos a la inseguridad y el fanatismo.

Como ya sabrás, hombres y mujeres llevan subvirtiendo la dinámica de género desde los años sesenta, con la incorporación de más mujeres al mercado laboral, la mayor vulnerabilidad emocional de los hombres y el fomento de la masculinización de las mujeres y la feminización de los hombres.

Un efecto secundario hipotético de esto era que los hombres lucharían por definir su masculinidad porque, antaño, las diferencias entre hombres y mujeres eran mucho más claras. Por lo general, teníamos papeles diferentes, expectativas diferentes y un trato diferente en la sociedad unos de otros. Ahora que la igualdad de género se ha convertido en un movimiento fundamental, la masculinidad ya no puede definirse simplemente como lo contrario de la feminidad.

Aunque la masculinidad tiene muchos aspectos que contrastan claramente con la feminidad, esta no es la forma de definir la masculinidad; no como una antítesis de la feminidad, sino como su propia virtud. Demasiados hombres no se dan cuenta de ello, y eso se hace evidente por la disminución durante décadas de los hombres que se autoidentifican como masculinos (YouGov, 2023) y un reciente aumento de la homofobia masculina.

En 2019, EurekAlert informó sobre un estudio realizado por la Universidad de Ginebra que concluía que la homofobia en los hombres está vinculada a una identidad masculina mal asumida. El estudio fue dirigido por el profesor Juan M. Falomir, catedrático de psicología social de la Universidad de Ginebra. Explica que la disminución de las normas contra la feminidad, o más bien la norma de que los hombres no actúen de forma femenina ni acepten la feminidad en otros hombres, ha dado lugar a formas alternativas de que los hombres se distingan socialmente de las mujeres. Una de estas formas alternativas es "enfatizar la importancia de la norma de la heterosexualidad" (Falomir, 2019), lo que ha llevado a que la homofobia se convierta en una nueva forma de que los hombres reafirmen su masculinidad.

No todos los hombres son culpables de esta clara admisión de inseguridad, por supuesto. El estudio señalaba que un mayor número de los encuestados que se autodenominaban hombres tradicionales mostraban una homofobia latente por este motivo, y que los encuestados que se autodenominaban hombres modernos mostraban actitudes más sanas o neutras hacia los homosexuales y la feminización de los hombres.

Otros estudios sobre la homofobia masculina también han revelado que los hombres heterosexuales aceptan mucho mejor a los gays que se comportan de forma más masculina que a los que se comportan de forma femenina. Esto casi parece un hecho que cualquiera adivinaría, no por ninguna razón poco amable, simplemente porque los hombres gays masculinos pueden tener intereses más similares a los de los hombres heterosexuales que los hombres gays femeninos.

Sin embargo, la razón clínica descrita en la investigación de Falomir se debe a que su homofobia se dirige específicamente a los rasgos femeninos de los hombres gays femeninos, más que a cualquier otra afirmación relacionada con su sexualidad, que se basa en la práctica de normas contrarias a la feminidad. Estudios relacionados también han demostrado que estas apropiaciones indebidas de la masculinidad propagan la intolerancia hacia todas las demás minorías sexuales, incluidas las personas trans.

Se ha observado que los hombres cishet tienen "más prejuicios hacia las personas transexuales" (Sayilan, 2022) que las mujeres cishet. Así que, por lo que parece, cuanto más se subvierte y se malinterpreta la masculinidad en la sociedad, más intentan los hombres afirmar su masculinidad en muestras contraproducentes de masculinidad malversada.

Todo esto es un síntoma de la crisis de la masculinidad, de que algunos hombres perderán el rumbo y, al intentar encontrarlo de nuevo, tropezarán por un camino peor. La homofobia y la antifeminidad no son, obviamente, formas fiables de afirmar la masculinidad, y quienes pretendan conseguirlo deben, en cambio, hacer el trabajo de perfeccionar correctamente su masculinidad.

Por última vez, la masculinidad no se atribuye por oposición a la feminidad o a la "mierda gay". La masculinidad es más que eso; son los atributos asociados a los hombres y los niños a nivel social, cultural y biológico. La mayoría de los hombres están naturalmente inclinados a actuar masculinamente, no como una respuesta a las amenazas percibidas a la masculinidad, sino como una forma de vida que puede valerse por sí misma.

Hay que enseñarnos a no dejarnos afectar por los cambios sociales, a adaptarnos a un mundo que intenta intencionadamente apartarnos de él y a mantenernos firmes sin utilizar el odio o la discriminación como muleta tambaleante. Como todos los mamíferos de la historia del mundo, la masculinidad debe evolucionar para sobrevivir a sus nuevos retos, pero la evolución no surge de la nada. La evolución son las lecciones del pasado que te hacen más fuerte para el futuro. La masculinidad debe entenderse desde su origen para tener más posibilidades de presentarse de forma sana y productiva.

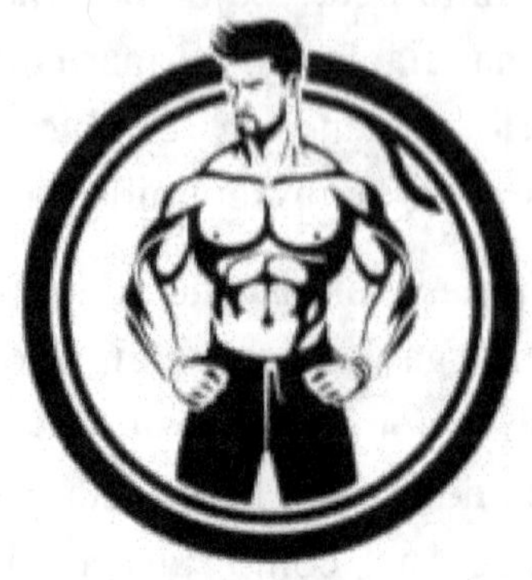

Capítulo 2

Enseñanzas antiguas y ciencia moderna de la retención del semen

La masculinidad siempre ha tenido un vínculo espiritual y simbólico con el pene masculino. El uso que hacemos del pene, su tamaño y el momento en que pierde o gana potencia afectan a nuestro carácter. Hay muchas afirmaciones contrapuestas sobre cómo un hombre masculino utiliza su pene que se han malinterpretado a lo largo del tiempo. Hay hombres que creen que la masculinidad se demuestra plantando imprudentemente su semilla en tantas mujeres dispuestas como pueda encontrar, lo que malinterpreta el ideal masculino de ser capaz de atraer a muchas mujeres con su fuerza de carácter, sus cualidades admirables, su mente y su cuerpo.

Del mismo modo, hay hombres que creen que la masculinidad se demuestra absteniéndose de cualquier estimulación sexual a cambio de la iluminación, lo que malinterpreta el ideal masculino de alcanzar niveles superiores de pensamiento y habilidad superando los retos de la propia disciplina.

La práctica de la retención de semen es un sólido término medio entre aquellos cuyo sentido de la masculinidad está fuertemente ligado a su actividad sexual o a la falta de ella. El mero hecho de oír "retención de semen" sin ningún contexto o fundamento puede hacernos pensar en muchas suposiciones incorrectas y connotaciones negativas, como la suposición de que la retención de semen es una tendencia reciente y que retener semen significa prescindir del sexo o del placer sexual. Ninguna de las dos cosas es cierta. La retención del semen ha sido practicada por muchas culturas diferentes en todo el mundo a lo largo de la historia, con diversas creencias vinculadas a su práctica, algunas de las cuales están ahora respaldadas por investigaciones y estudios científicos.

La retención de semen se conoce con otros nombres, como conservación seminal, continencia sexual y coitus reservatus, reserva sexual en latín, que es la "práctica de un hombre de retener la eyaculación durante el coito" (Ziegesar, 2020).

Esta práctica tiene muchos beneficios mentales, físicos y espirituales para los hombres. Algunos de los beneficios mentales son el aumento de la concentración, la motivación, la confianza y la energía. En el plano físico, se pueden esperar mejoras como un aumento de la masa muscular y la testosterona. Además, los aspectos espirituales pueden implicar sentimientos más fuertes de equilibrio, armonía y propósito.

Comprender la retención del semen implica abrir la mente a antiguas enseñanzas y aplicar esa sabiduría a las necesidades contemporáneas. También es útil informarse sobre la ciencia moderna que demuestra cómo esta práctica puede ayudarte.

Enseñanzas antiguas

La retención del semen hunde sus raíces en las prácticas sexuales de las creencias taoístas. El taoísmo es el antiguo sistema de creencias chino de vivir en sincronía con el universo (o Tao). Algunos de los principios clave del taoísmo incluyen la armonía, la compasión y la vitalidad, que se enfatizan en las prácticas sexuales desarrolladas bajo el taoísmo.

El fangzhongshu, o "artes de la alcoba" (Ferreira, 2022), son las antiguas prácticas sexuales del taoísmo que comenzaron a desarrollarse ya en el siglo II a.C. como medio propuesto para alcanzar la longevidad, así como para perfeccionar la disciplina, dominar las emociones y vivir en armonía con los demás. Las prácticas sexuales del fangzhongshu y sus beneficios se incluyeron en el Han Shu, el libro definitivo sobre la historia de la antigua dinastía Han (25-220 d.C.), de uno de los más grandes políticos, poetas e historiadores de la historia china, Ban Gu.

El fangzhongshu siguió inmediatamente a la sección médica en el Han Shu, lo que da fe de su reconocimiento como ciencia en la historia de la antigua China. Los principios del yin y el yang se describen en el fangzhongshu para contextualizar la importancia de la intimidad entre hombres y mujeres. El ying es la energía que representa la feminidad, y el yang es la energía que representa la masculinidad.

Además, hombres y mujeres comparten una energía más profunda llamada jing, que está representada por el semen y las secreciones vaginales. Hay muchas formas de acumular chi, la energía vital presente en todos los seres vivos, como hacer ejercicio, comer bien y dormir profundamente, pero una forma que recomienda el fangzhongshu es a través de las relaciones sexuales. Cuando el pene de un hombre interactúa con las secreciones vaginales de una mujer, está absorbiendo el jing de la mujer y fortaleciendo su chi.

La práctica de la retención de semen consiste en que el hombre retenga su jing (también conocido como semen) para que pueda reabsorberse en el cuerpo y fortalecer su chi. Que un hombre se alimente del jing de una mujer durante las relaciones sexuales no es un acto egoísta, ni mucho menos. El jing de una mujer sólo se entrega plenamente a un hombre cuando ella alcanza el orgasmo. Las prácticas sexuales taoístas dictan que la mujer debe alcanzar el clímax primero y el hombre no, para que ambos puedan cosechar los beneficios del fortalecimiento del chi.

Sun Simo, un reputado médico de la corte de la dinastía Tang (618-907 d.C.), aconsejaba a los hombres excitar a las mujeres con juegos preliminares antes del coito, y luego llevar a la mujer al clímax antes de descansar en ella, mientras reabsorbían el semen en el cuerpo para alimentar la mente. También se animaba a los hombres a mantener relaciones sexuales con muchas mujeres diferentes, hasta diez por noche, pero sin eyacular nunca y, por supuesto, llevando a cada mujer a la cima del clímax sexual.

Los taoístas consideraban el orgasmo femenino como revitalizante y energizante, mientras que el ciclo menstrual y la crianza de los hijos son lo que drena el chi de la mujer. Para los hombres, la eyaculación significa drenar el jing del cuerpo, privando al espíritu del chi que necesita para evitar la enfermedad, la fatiga y el envejecimiento.

La importancia espiritual de la retención del semen a través de las relaciones sexuales masculinas y femeninas se subraya aún más en el hinduismo. Maithuna significa en sánscrito la unión sexual de la energía masculina y femenina o del dios Shiva y la diosa Shakti, y es la quinta M del *panchamakara*, los cinco elementos esenciales del tantra.

Hay muchas formas de hinduismo, incluidas prácticas adaptadas a la época moderna. Mientras que algunas formas de hinduismo afirman que la iluminación puede alcanzarse mediante el celibato y la sobriedad, hay otras formas de hinduismo que dicen lo contrario y enseñan un compromiso más responsable con el sexo y el alcohol.

El lado que se abstiene se conoce como tantra de la derecha, y el lado que se sumerge es el tantra de la izquierda. El objetivo de ambos es alcanzar la iluminación despertando la kundalini, la energía vital situada en la base de la columna vertebral. Mientras que el tantra de la derecha cree que la kundalini se despierta a través de la meditación, el tantra de la izquierda cree que la kundalini se despierta a través del maithuna.

En Italia, existe una práctica sexual consistente en la retención de semen llamada *karezza* (kah-ret-zah). El nombre suena casi como "acariciar" o "acariciarla", lo que resume en gran medida el aspecto de la karezza. La karezza fue descubierta por un filósofo y predicador estadounidense, John Humphrey Noyes, en 1844. Noyes fundó una comunidad utópica socialista, Oneida Community, que pasó a la historia como la comuna independiente más próspera de la historia moderna, y sólo vio un declive después de que el liderazgo de Noyes fuera sucedido por su hijo.

Noyes era nada menos que un visionario. La cultura que inculcó en Oneida, en lo que a sexualidad se refiere, incluía la continencia masculina, que es, por supuesto, la retención del semen durante el coito. Karezza se centraba principalmente en la continencia masculina, pero más tarde se adaptó para evitar también la eyaculación femenina.

Sin embargo, durante la época de la Comunidad Oneida, la continencia masculina se consideraba un aspecto crucial de una vida sexual sólida entre las parejas casadas. El objetivo general de la Comunidad Oneida era fortalecer el vínculo entre las parejas casadas, las familias y la comunidad que las rodeaba.

A través de una serie de experimentos realizados por el propio Noyes con su esposa, descubrió que hacer hincapié en que la mujer eyaculara y el hombre reservara su semen ayudaba a estrechar los lazos conyugales al regular los impulsos sexuales. Se supone que la karezza vitaliza la energía sexual de la pareja y alivia la tensión sexual. También se cree que ayuda contra los problemas de vejiga, menstruaciones abundantes, uretritis y prostatitis, aunque esto no está respaldado por la ciencia.

Los beneficios sexuales y los efectos positivos de la karezza en el matrimonio no provienen únicamente de la continencia masculina. La karezza es más que el coito; es un momento para que el hombre y la mujer se unan, se abracen, se recuerden mutuamente su atracción con afirmaciones positivas y den prioridad al confort y la paz frente a la pasión culminante.

El coito es un impulso natural de yacer desnudo con la pareja que karezza no niega. El coito lento y tierno debe seguir a los mimos, las afirmaciones y los masajes. Evitar un orgasmo como hombre o como mujer puede ser especialmente frustrante en un entorno así, por lo que comunicar los deseos y necesidades durante el karezza es importante para su eficacia.

En la filosofía de la Antigua Grecia existían teorías sobre la retención del semen que profundizaban más en los beneficios físicos que en los espirituales o matrimoniales. Aristóteles hablaba de la importancia de los nutrientes en el cuerpo. La sangre de nuestro cuerpo y los nutrientes de los alimentos que consumimos son los "nutrimentos" que nos dan vida y energía y promueven el crecimiento.

Aristóteles explica además que los nutrientes que no son absorbidos por el cuerpo se convierten en residuos, y esos residuos se convierten en semen. La teoría de la antigua Grecia sobre la retención del semen consiste en retener el residuo nutritivo (también conocido como semen) para que pueda ser reabsorbido por el cuerpo y reutilizado para el crecimiento y la energía. Creía que la retención del semen ayudaba a los atletas a desarrollar su destreza física, y que los niños prepúberes no eyaculaban porque todo su nutrimento se destinaba al crecimiento.

Aristóteles abogaba por la retención del semen en los hombres jóvenes por esa misma razón: para evitar el retraso del crecimiento. Sólo después de que el crecimiento ya no sea abundante, o después de que el hombre se haya desarrollado físicamente, la eyaculación no tendrá efectos graves sobre el crecimiento y el desarrollo del hombre.

Por el contrario, se creía que alcanzar el orgasmo durante las relaciones sexuales era un remedio o una medida preventiva contra la "histeria femenina", la pseudoenfermedad mental que se diagnosticaba a muchas mujeres antes de la llegada de la investigación en salud mental. El clímax también era bueno para las mujeres porque se creía que sus nutrientes se almacenaban en el útero y que sólo podían acceder a ellos a través del clímax.

Aristóteles también creía que aprovechar continuamente los nutrientes de la mujer mientras estaba embarazada era importante para el crecimiento del bebé. En otras palabras, recomendaba que llevaras regularmente al orgasmo a tu mujer embarazada por el bien del desarrollo prenatal del bebé. El orgasmo del hombre después de la concepción es en gran medida irrelevante, salvo por el hecho de que evitar un orgasmo hará que sea más fácil centrarse en el orgasmo de su mujer y darle uno o más.

Ciencia moderna

Las antiguas enseñanzas de la retención del semen presumen de una multitud de beneficios para la salud, tanto física como mental, al tiempo que bendicen al que retiene el semen con una mayor sintonía con su espiritualidad. Aunque muchos de estos supuestos beneficios para la salud se basan en creencias, no es casualidad que muchas culturas antiguas llegaran a conclusiones similares sobre la práctica de la retención del semen, y que tantas de ellas consideren lo que una mujer puede ganar de un hombre que la practica.

Entonces, ¿qué tiene que decir la ciencia moderna sobre estas antiguas creencias sobre la retención del semen? La creencia de que el semen se reabsorbe en el cuerpo para nutrir la mente o el cuerpo, compartida por el taoísmo y la filosofía de la Antigua Grecia, respectivamente, es una función corporal real. Cuando el semen no se eyacula, permanece en los testículos hasta que muere, y entonces se reabsorbe en el cuerpo, lo que no aporta ningún beneficio probado ni riesgo para la salud. Así que los supuestos beneficios de reabsorber el semen para nutrir la mente y el cuerpo, que incluyen promover el crecimiento corporal, mejorar la concentración y tener más energía, son falsos.

Sin embargo, la ciencia moderna ha demostrado que estos beneficios pueden conseguirse mediante la retención del semen, no a través de un antiguo galimatías sobre la reabsorción del semen, sino absteniéndose de eyacular.

Un estudio de la Universidad de Zhejiang descubrió que los niveles de testosterona aumentan hasta un "147,5% del valor de referencia" (Jiang, 2003) tras siete días sin eyacular. El séptimo día es cuando el aumento de testosterona alcanza su punto máximo, y ya no hay más cambios perceptibles en los niveles de testosterona.

Los beneficios de un aumento de testosterona son una voz más grave, un crecimiento más profundo del vello, crecimiento muscular y pérdida de grasa, así como un aumento de la confianza, la energía, la concentración y la motivación: todos los supuestos beneficios de la reabsorción de semen según el taoísmo y la filosofía de la antigua Grecia.

Un elemento básico de la retención del semen es garantizar que la mujer llegue al orgasmo y el hombre no. La creencia de que el orgasmo de la mujer es importante, no sólo para ella sino también para el hombre, es compartida por muchas culturas antiguas y también por otras más recientes. La ciencia moderna no hace más que demostrar que esto es cierto en el caso del orgasmo femenino.

También hay pruebas de que el orgasmo de la mujer tiene un efecto observable en la fertilidad. Las mujeres son capaces de aceptar más semen en su aparato reproductor y retenerlo tras alcanzar el clímax. El estudio analizó el fenómeno del reflujo, que es cuando los fluidos, concretamente el semen, no llegan al aparato reproductor. Se planteó la hipótesis de que el orgasmo femenino minimiza el reflujo, lo que conduce a una mayor tasa de fertilidad. En la industria agrícola, un bajo reflujo está correlacionado con una mayor fertilidad en varias especies de animales de granja. El estudio concluye con datos suficientes para demostrar un "tamaño del efecto de medio a pequeño" (King, Dempsey, Valentine, 2016) que los orgasmos femeninos tienen sobre la fertilidad.

Otra razón por la que el orgasmo femenino es una faceta importante de la retención del semen es porque fortalece el vínculo entre marido y mujer. La antigua teoría detrás de esto habla de la energía que se libera desde el interior de una mujer cuando ella llega al clímax que fortalece tanto al hombre como a la mujer física y espiritualmente, y fortalece el vínculo entre ellos.

La explicación científica moderna es que los orgasmos liberan una hormona en el cuerpo llamada oxitocina, la hormona del bienestar que ayuda a las parejas a establecer vínculos. El sexo es importante en una relación, y algunos expertos incluso recomiendan el "sexo de mantenimiento" (Engle, 2022) como medio de mantener un matrimonio feliz, pero llevar a tu cónyuge al orgasmo marca la definición química y psicológica de "esposa feliz, vida feliz".

La retención del semen no está exenta de riesgos. Practicar la retención de semen no es perjudicial ni peligroso, pero puede resultar contraproducente en función de lo que se pretenda conseguir. Un aumento de la testosterona, una mayor fortaleza mental y un mayor volumen de esperma al final de un período de retención son recompensas garantizadas de la retención de semen.

Sin embargo, se ha demostrado científicamente que el objetivo de mejorar la fertilidad masculina con la retención de semen es inútil. La velocidad a la que se mueven los espermatozoides, conocida como motilidad espermática, alcanza su máximo un día después de la eyaculación y disminuye tras cinco días sin eyacular.

Además, cuanto más tiempo pasa un hombre sin eyacular, más se compromete la salud genética de su esperma. Aproximadamente el 10% del esperma eyaculado contiene ADN fragmentado a los dos días de la eyaculación. Al cabo de once días, aproximadamente el 50% del esperma eyaculado contiene ADN dañado. Se recomienda eyacular con regularidad cuando se intenta concebir un hijo porque ayuda a eliminar el esperma viejo y menos fértil.

De hecho, la eyaculación regular tiene muchos beneficios para la salud. Los hombres tienen un 20% menos de probabilidades de desarrollar cáncer de próstata si eyaculan una media ideal de 21 veces al mes o más. Además, la combinación de dopamina y oxitocina que se liberan tras el orgasmo reduce la depresión y el estrés, al tiempo que mejora la calidad del sueño.

Correr o no correr tiene efectos distintos sobre tu bienestar. Las antiguas enseñanzas sobre la retención del semen se basaban en gran medida en creencias, anécdotas y rituales, pero muchas facetas importantes de esta práctica han sido respaldadas por la ciencia moderna. También debe tenerse en cuenta que exactamente lo contrario de la retención de semen, la eyaculación regular, tiene beneficios que antes se suponía que sólo provenían de la retención de semen. En última instancia, la decisión de abstenerse o permitirse una eyaculación completa debería depender de las necesidades actuales de tu mente, tu cuerpo y tu alma.

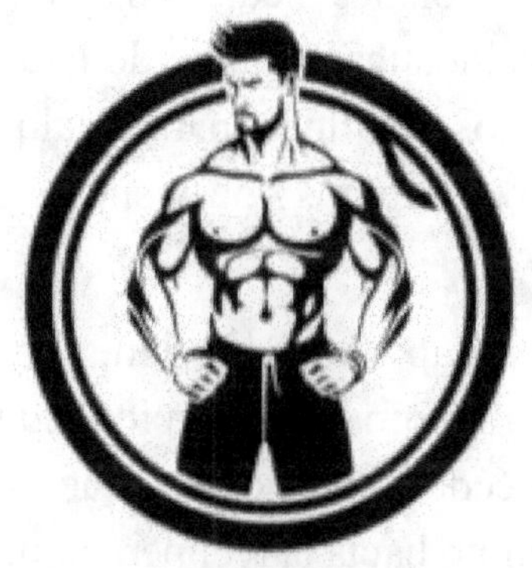

Capítulo 3

¿Qué es "NoFap"?

NoFap es un sitio web que aboga por evitar la masturbación y la pornografía durante al menos una semana. Existen muchas similitudes entre NoFap y las creencias tradicionales asociadas a la retención de semen, incluida la promoción de los beneficios que se obtienen de la retención de semen y en ningún caso la promoción de la abstinencia sexual.

La diferencia radica en la frecuencia de la masturbación. Mientras que NoFap desaconseja el acto durante al menos una semana, sobre todo si se hace en exceso o a expensas de los asuntos personales, la retención de semen permite la masturbación con beneficios, así como algunos respaldados por la ciencia, como el hecho de que abstenerse de eyacular durante una semana aumenta significativamente la testosterona. Para ser claros sobre los detalles de NoFap, el movimiento es tan inclusivo como el que más, tendiendo una mano o un oído, a cualquiera que quiera unirse a su grupo de apoyo en línea.

Este grupo de apoyo no es anti-masturbación o anti-porno, ni son anti-sexo o anti-orgasmo, y no están afiliados a ningún grupo religioso. Cualquiera puede unirse al movimiento, ya sea hombre o mujer, heterosexual o LGBT+, si reconoces el consumo de porno o la masturbación como un área problemática, NoFap está ahí para ayudarte. No son profesionales médicos o psiquiátricos licenciados, por lo que no pueden diagnosticar a nadie de nada, ni intentarán hacerlo, pero albergan entornos en línea para cualquiera que quiera tener discusiones de apoyo y seguras con respecto a la recuperación de la adicción al porno.

La comunidad NoFap también tiene como objetivo mantener informados a sus miembros, proporcionando recursos basados en pruebas, así como anécdotas edificantes que ayudan a sus miembros a permanecer en su camino hacia la recuperación. También existen varias aplicaciones y programas descargables que facilitan la resistencia a la pornografía y la masturbación, muchos de los cuales se comentan en el sitio web de la comunidad NoFap. Algunas de estas aplicaciones ayudan a los usuarios a llevar un registro de cuántos días se han abstenido, y otras utilizan un sistema de bloqueo que pone en la lista negra cualquier sitio web, aplicación, archivo o imagen en el ordenador y el teléfono.

Se sabe que estas aplicaciones adyacentes a NoFap aligeran la carga de evitar los desencadenantes de la compulsión sexual y la excitación no deseada. Sin embargo, el verdadero bloqueador es el límite de tu propia disciplina. Hay muchos hilos de discusión en el foro de la comunidad NoFap en los que los miembros han admitido saltarse los bloqueadores de sus ordenadores y teléfonos, y otros miembros han hablado de la importancia de afinar el sentido de la disciplina sin usar los bloqueadores como muleta.

Éste es sólo un ejemplo del debate lleno de matices en torno a la adicción al porno entre los miembros de NoFap. Muchos de ellos, si no todos, entienden que vencer cualquier adicción, incluida la adicción al porno, no es sencillo ni fácil. Los miembros de NoFap también entienden que un método para dejar de fumar no funcionará para todo el mundo, que no hay que avergonzarse por no alcanzar las expectativas de recuperación y que todo merecen apoyo en el camino.

NoFap surgió de unos humildes comienzos en 2011, cuando un hombre de veintipocos años, Alexander Rhodes, identificó el porno como su mayor problema no controlado. La primera exposición consciente de Rhodes a la pornografía, a la edad de once años, fue un anuncio emergente de internet en el que aparecía una mujer desnuda, ante el que Rhodes reaccionó con curiosidad. En una entrevista concedida en 2019 a CNN, Rhodes admite que la curiosidad que sentía a esa edad le impulsó a buscar fotos de vientres de mujeres, lo que luego le llevó a buscar fotos de muslos, después de pechos y, por último, de desnudos integrales y pornográficos.

A la edad de 12 años, Rhodes se masturbaba al menos una vez al día, empezando por una vez a la semana para acabar masturbándose varias veces al día, "al menos 10 veces al día, si no 14" (Ling, 2019). Rhodes describe la sombría monotonía de su consumo de porno cuando reflexiona sobre su adolescencia, atrapado en un ciclo de videojuegos y porno que le robaba la motivación. Socializaba con sus compañeros con menos frecuencia o no lo hacía en absoluto, y no participaba en actividades extraescolares. "Si piensas en todo el tiempo que podría haber estado dedicando a otras cosas, si [...] me masturbara con moderación sin porno, no sé dónde estaría hoy". (Ling, 2019)

Rhodes comparte valientemente el profundo arrepentimiento de haber invertido tanto tiempo en el porno, cuyos créditos fueron unos genitales rozados y un desinterés por el sexo que repercutió en sus relaciones a largo plazo, admitiendo también que solía preferir el porno al sexo con su pareja. La transparencia y honestidad de Rhodes durante esta entrevista es digna de admiración. Mientras seguía revelando otras formas en las que el porno le había afectado, informó a todos los que pudieran estar actualmente inmersos en ese ciclo de que necesitan hacer cambios.

Rhodes fue lo bastante valiente como para admitir lo que el consumo excesivo de porno le estaba haciendo, lo que le ayudó a determinar los efectos malsanos del consumo excesivo de porno en general. Entonces fue capaz de identificarlos como síntomas de una adicción al porno y, lo que es más importante, de hacer cambios. Para Rhodes habría sido más fácil seguir como estaba. En lugar de eso, Rhodes tomó la iniciativa y se armó con la primera arma necesaria para luchar contra una adicción: el conocimiento. En 2011, Rhodes se enteró del famoso estudio de 2003 que demostraba que la testosterona aumenta durante siete días sin eyacular. Tras descubrir ese estudio en Reddit, Rhodes decidió retarse a sí mismo a abstenerse de masturbarse durante al menos ese tiempo.

Este "reto de siete días", o el reto NoFap como algunos lo han llamado, se convirtió en una tendencia con muchos usuarios de Reddit que también participaron en el reto. No pasó mucho tiempo antes de que NoFap pasara de ser una comunidad en Reddit a una amplia red de apoyo e información, alojada en el sitio web oficial de NoFap creado por el propio Rhodes.

Desde su creación en 2011, NoFap ha tenido que lidiar con una serie de controversias derivadas de ataques injustificados y repetidos intentos de desmantelarla. Los mayores detractores de NoFap no han tardado nada, aproximadamente dos años desde su creación, en causar conflictos innecesarios a sus miembros y a su fundadora, siendo la principal de ellos la neurocientífica y antigua investigadora de la UCLA, Nicole Prause, que lleva varios años atacando a NoFap y a grupos adyacentes de apoyo al porno y la masturbación como Your Brain on Porn.

Mediante métodos para anunciar públicamente afirmaciones difamatorias contra NoFap y lanzar falsas acusaciones contra sus miembros y su fundador, Prause ha hecho todo lo posible para pervertir la imagen y la reputación de NoFap y de Alexander Rhodes personalmente. Prause ha mentido sobre miembros de NoFap, liderados por Rhodes, acosándola y amenazándola de muerte, afirmaciones que Rhodes niega vehementemente.

Incluso ha acusado al propio Rhodes de acoso y ciberacoso. Las acusaciones de Prause contra Rhodes comenzaron en 2013. Las acusaciones de Prause se intensificaron cuando respondió a un tuit de David Ley, un psicólogo clínico especializado en terapia sexual y otro nefasto detractor de NoFap. El tuit de Ley y el subsiguiente hilo de

Twitter acusaban a NoFap de estar afiliada a grupos nacionalistas blancos estadounidenses y otras subcomunidades fascistas, concretamente los Proud Boys.

Prause redobló las acusaciones tuiteando en el hilo que Rhodes hizo una entrevista con su fundador y los promocionó durante años. Prause también ha acusado a NoFap de albergar foros y debates misóginos, que son anti-LGBT, y que no están haciendo nada para sofocar la animosidad que los hombres blancos están cultivando contra todos los demás.

Rhodes dio su respuesta de manera bastante formal y diplomática, abordando cada una de las preocupaciones planteadas por Prause en sus acusaciones. Rhodes confirmó que NoFap no está afiliada a ningún grupo nacionalista blanco, que la incitación al odio y la discriminación no se toleran en la comunidad NoFap, y que NoFap tiene moderadores que supervisan de cerca los debates para garantizar el cumplimiento de su código de conducta.

Los ataques de Prause no hicieron más que aumentar en los años siguientes. Prause cometió perjurio en 2016 al presentar una falsa DMCA takedown sobre una imagen de la que decía ser propietaria y que había sido utilizada por Rhodes. Un DMCA takedown es un servicio que las empresas y los particulares pueden utilizar para que se retire un contenido si infringe sus derechos de autor. Prause no era propietaria de la imagen, por lo que cometió perjurio.

Hizo más afirmaciones falsas sobre Rhodes, como afirmar que fingió sus problemas inducidos por el porno, que la comunidad NoFap llevó a un adolescente gay al suicidio, e incluso mintió sobre la presentación de un informe sobre Rhodes al FBI por acoso cibernético en octubre de 2018, que el FBI confirmó que era mentira en diciembre siguiente.

En 2019, Rhodes presentó una demanda por difamación contra Prause que todavía está en curso en el momento de escribir este libro. Rhodes demanda a Prause por todo lo mencionado anteriormente y mucho, mucho más.

Uno podría preguntarse, ¿por qué un neurocientífico y psicólogo clínico intentaría difamar a un grupo que sólo intenta advertir a la gente sobre el consumo de porno? Se puede argumentar que este es un ejemplo de los ataques a la masculinidad en la época moderna, que estos defensores pro-porno son simplemente agentes de la desaparición masculina y se deleitan en la degradación de la sociedad tal y como la conocemos.

Sin embargo, la respuesta más probable es mucho más sencilla: Es dinero. Simplemente se les paga para que apoyen el porno por cualquier medio, incluso desacreditando datos objetivos y a los grupos de concienciación sobre el porno que los presentan. Si el dinero es o no la raíz de todos los males es un tema para otro momento, pero en última instancia, hay empresas porno muy rentables que están promocionando su producto de todas las maneras posibles, incluso invirtiendo en cabezas parlantes con títulos médicos para promover el uso (y excusar el uso excesivo) del porno.

David Ley, el mencionado terapeuta sexual, fue contratado por xHamster, un sitio que no necesita presentación (un popular sitio porno), para promocionar StripChat, un sitio de cámaras que está alojado en xHamster. StripChat ofrece una amplia gama de modelos de cámara, estrellas del porno con las que se puede interactuar mediante donaciones y una función de chat.

StripChat también ofrece artículos escritos por Ley que prometen muchos beneficios de ver porno, algunos de los cuales son mentiras que ya han sido desmentidas hace mucho tiempo y algunos de ellos demuestran el punto opuesto que están tratando de hacer. ¿Difícil de creer? Entonces, por favor, lee el artículo de Ley de 2019 titulado: "¡Las personas que se masturban tienen más sexo!". (Ley, 2019).

El artículo de Ley, gramaticalmente cuestionado, afirma que los hombres que se masturban más y ven porno más a menudo tienen más sexo porque tienen la libido más alta, lo que ocurre cuando las personas se comprometen con su sexualidad con más frecuencia. Además, basándose en un estudio previo que Ley realizó con StripChat, Ley descubrió que las personas que se masturban y tienen más sexo sienten menos culpa y vergüenza por visitar páginas porno.

Determinar qué demuestra este hallazgo es complicado. No prueba que más porno equivalga a más sexo porque no prueba que las personas que practican más sexo lo hagan debido a una disminución del sentimiento de vergüenza o culpa, ni prueba que el porno sea la mejor (o la única) forma de aumentar la libido. Y, hay razones para sentir culpa o vergüenza al ver porno que pueden no tener nada que ver con ningún sentimiento hacia el sexo.

Para ser justos con Ley, el artículo presupone que el lector puede estar ya en una relación cuando enumera algunas preocupaciones comunes de la masturbación que algunas personas han afirmado como, "la masturbación es un sustituto del sexo", y que masturbarse demasiado significa que "acabarás no teniendo sexo con tu mujer".

Sin embargo, el artículo pasa por alto algunas cosas. En primer lugar, hay pruebas sustanciales de que el porno tiene efectos adversos no sólo en el comportamiento sexual, sino también en las relaciones interpersonales entre hombres y mujeres, lo que a su vez afecta a la capacidad de un hombre para conocer a mujeres que quieran tener relaciones sexuales con él.

En segundo lugar, el artículo de Ley olvida la noción de sentido común de que, si alguien está ocupado masturbándose, seguro que no está ocupado teniendo sexo. Supongamos que un hombre casado se masturba dos veces al día. A menos que esté teniendo relaciones sexuales con su mujer más de dos veces al día mientras se las arregla para satisfacerla y disfrutar él mismo, es razonable creer que la masturbación es una interrupción de la función sexual regular.

La nefasta propaganda del porno de Ley continúa en el estudio que realizó con StripChat. El estudio interno midió los sentimientos de ansiedad que tenían sus usuarios sobre el tiempo que pasaban en sitios de cams, y las diferencias que el sexo/género y el estado sentimental tenían sobre esos sentimientos. Descubrieron que "el 42% de los aficionados a las cams habían experimentado cierta ansiedad por el tiempo que pasaban viendo cams" (Ley, 2019), y el 11% sentía ansiedad constante o frecuente.

El estudio también reveló que los usuarios casados muestran más ansiedad que los solteros. Si aún no has adivinado por qué, el estudio explica muy bien las razones obvias por las que una relación parasocial y transaccional con una estrella del porno en línea puede perjudicar a un matrimonio. Aproximadamente un tercio de los usuarios casados cree que el uso de cámaras equivale a la infidelidad y el 31% ha admitido que el uso de cámaras ha causado problemas en su relación.

Así que, después de que Ley demuestre de forma cuantificable que el porno no es bueno para algunas personas, especialmente para las que tienen pareja, sigue defendiendo el porno mientras promociona StripChat. Ley habla de la cuestión evidente de que los usuarios de webcam han sido excluidos en su mayoría de la investigación y la terapia, y que no hay suficientes salidas para el apoyo no avergonzante y la educación. Se compromete a cambiar esta situación con su propio programa en StripChat, "Adicción al sexo: Mitos y realidades", que se emitió el 1 de agosto de 2019.

En ese stream, los usuarios pudieron hacerle preguntas y escucharle explicar por qué el porno es de alguna manera un regalo para la mente y el cuerpo. Ley ha defendido el consumo de porno y se ha opuesto a grupos de concienciación sobre el porno como NoFap desde 2013, donde se opuso a la idea de que los hombres limiten su consumo de porno negando los efectos negativos del mismo, afirmando que "cuando hay problemas, el consumo de porno es un síntoma" (Ley, 2015).

Una vez publicó en Internet que nadie en la comunidad NoFap es "en realidad un científico que investigue sobre neurofisiología", lo cual no es cierto, ya que NoFap cuenta con miembros de diversos campos científicos, como la neurociencia y la psicología. De más de 400.000 miembros, NoFap tenía que tener unos cuantos expertos y profesionales.

Todo en la historia de NoFap es irónico. NoFap empezó como una especie de moda o meme, y luego se convirtió en un verdadero grupo de apoyo y fuente de datos objetivos para cualquiera que quiera dejar el porno o limitar su consumo. NoFap ha sido atacado por la industria del porno y sus apóstoles que tienen carreras en los campos de la medicina y la salud mental.

Irónicamente, dichos apóstoles, Prause y Ley, llevaban a cabo una cruzada como si tuvieran la moral por las nubes, librando una campaña alimentada por el odio y tendenciosa contra los miembros de la comunidad NoFap y comunidades adyacentes, una campaña fundada y perpetuada por mentiras, y ninguno de sus argumentos en apoyo de la pornografía está respaldado por suficiente ciencia o datos creíbles para demostrar ningún beneficio del consumo de porno.

También es extremadamente irónico que la mayor odiadora de NoFap, Nicole Prause, sea una mujer que tuitea constantemente sobre vivir con miedo a ser violada o agredida sexualmente por los hombres de NoFap o Your Brain On Porn (YBOP) cuando es de conocimiento común (pero nunca lo suficientemente común) que la sobreexposición al porno se correlaciona directamente con la desviación sexual.

En un estudio realizado en múltiples universidades, instituciones médicas y la División de Prevención de la Violencia de los CDC (Centros para el Control y la Prevención de Enfermedades), se descubrió que la exposición a pornografía violenta se correlaciona con una mayor probabilidad de mostrar violencia en el noviazgo adolescente (también conocida como TDV – Teen Dating Violence-).

Se descubrió que los chicos que estaban expuestos a pornografía violenta tenían "entre dos y tres veces más probabilidades" (Rostad, 2019) de afirmar que eran víctimas o autores de TDV sexual o víctimas de TDV físico. Las chicas que estaban expuestas a pornografía violenta tenían más de 1,5 probabilidades de perpetrar o amenazar con TDV que las chicas que no estaban expuestas a porno violento. El estudio explica además que la pornografía está muy presente en nuestros medios de comunicación, comentando también lo fácil que es acceder a cualquier tipo de porno, tan fácil que los niños pueden darse cuenta, y lo han hecho.

Un estudio del Departamento de Ciencias Sociales y del Comportamiento de Harvard y de la Escuela de Salud Pública de la Universidad de Boston reveló un sorprendente hallazgo sobre el consumo de pornografía en adolescentes. En un grupo racialmente diverso de adolescentes, al 51 % de ellos su pareja les había pedido que vieran porno juntos, y al 44 % su pareja les había pedido que representaran algo que habían visto en el porno (Rothman y Adhia, 2016).

Este hallazgo sugiere que el porno forma parte de la experiencia sexual formativa de muchas personas, lo que también sugiere que hay muchos jóvenes que están aprendiendo sobre sexo con el tipo de porno equivocado.

Además, hay investigaciones que han determinado una "progresión tipo Guttman" (Seigfried-Spellar, 2013) con el consumo de porno, lo que significa que cuanto más joven es una persona cuando consume porno no desviado (es decir, porno para adultos, el material más tranquilo), más probable es que empiece a consumir porno desviado (es decir, violación, violencia extrema, porno con animales, porno infantil).

En un estudio publicado por BMC Psychiatry, se descubrió que, de 231 hombres acusados de consumo de pornografía infantil, alrededor del 60% de ellos coleccionaba al menos otro tipo de porno desviado. Esto sugiere que quienes consumen pornografía infantil tienen más probabilidades de consumir también pornografía para adultos y zoofilia que de consumir exclusivamente pornografía infantil. Para algunas personas, el porno es realmente una puerta de entrada a algo más oscuro. Tanto si empieza y termina como un interés morboso que se mantiene en privado, como si crece hasta convertirse en un impulso de actuar según deseos sexuales desviados, el consumo de porno es un catalizador predominante.

En definitiva, NoFap aborda los problemas contemporáneos de la masturbación excesiva y la sobreexposición a material pornográfico y sus consecuencias. Estas cuestiones pueden afectar a cualquiera, sin importar su raza, sexo, religión u orientación sexual, e incluso trascienden las clases sociales. NoFap defiende que la adicción al porno debería considerarse una adicción real, especialmente ahora que se ha vuelto más común.

Sin embargo, instituciones profesionales como el Manual Diagnóstico y Estadístico de los Trastornos Mentales, la Asociación Americana de Psiquiatría e incluso la Asociación Americana de Educadores, Consejeros y Terapeutas de la Sexualidad no reconocen la adicción al porno como un diagnóstico oficial (Villines, 2020).

En un estudio de 2017, los investigadores trataron de determinar las similitudes entre el consumo problemático de pornografía (UPP) y los signos de adicción. Se descubrió que los hombres que buscaban tratamiento para el UPP desarrollaban cambios cerebrales que no se encontraban en los hombres que se abstenían del porno, a saber, que los hombres con UPP "mostraban una disminución de las conductas motivadas en ensayos sin recompensa" y tenían "una mayor motivación conductual para ver imágenes eróticas" (Gola, 2017) en comparación con los hombres sin UPP. Hay muchas más pruebas que sugieren que el porno, como cualquier otra cosa que se sienta bien, puede ser adictivo y una adicción al porno debería ser motivo de preocupación.

Toda adicción comienza con alguien que no sabe realmente en qué se está metiendo. Sólo aquellos que son conscientes de los riesgos tienen una oportunidad contra los efectos cautivadores de una sustancia adictiva. Si quieres saber más sobre el camino para reconocer la adicción a la pornografía como una adicción diagnosticable, los riesgos asociados con el consumo excesivo de porno y la masturbación, o tener una discusión con personas que pueden estar en una situación similar a la tuya, visita el sitio web oficial de NoFap.

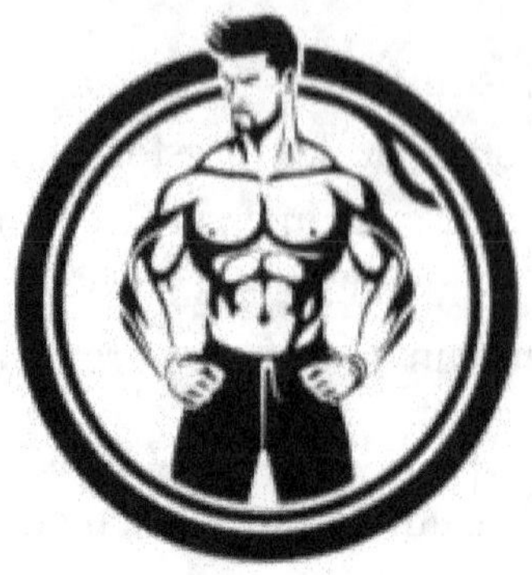

Capítulo 4

Beneficios de la retención seminal

Los beneficios totales de la retención de semen pueden dividirse en cuatro ámbitos: el físico, el mental, el sexual y el emocional. Cada reino obtiene sus beneficios de los cambios químicos en el cuerpo y el cerebro, y esos cambios aparecen en la forma en que proyectamos hacia el exterior, cómo estos cambios nos hacen sentir y los resultados que producimos en nuestros esfuerzos.

Otro punto en común entre estos reinos es que sus beneficios son mensurables. Pueden observarse a lo largo del tiempo, y sólo con tiempo y dedicación estos beneficios ascenderán a lo que puede notarse a simple vista. Eso no quiere decir que tenga que pasar mucho tiempo antes de ver los resultados de sus esfuerzos: algunos beneficios se sienten tras una semana, probablemente por el aparente aumento de testosterona durante este tiempo. Entre cuatro días y una semana, se ha afirmado que la retención de semen produce un aumento de la energía, la autoestima y la felicidad.

El impulso en el estado de ánimo y la motivación conduce a la proactividad o sacar más provecho del día de lo que uno podría cuando se siente deprimido o desmotivado. El aumento de la proactividad conduce a un mejor descanso, a un sueño más profundo y a un aumento de la energía y mayor facilidad para regular el estado de ánimo.

Sólo cuatro días a la semana se necesitan para experimentar cambios beneficiosos. En la segunda semana se producen más cambios, en parte debido a que los beneficios de la primera semana se acumulan día a día. Se ha demostrado que un compromiso prolongado con la retención de semen produce mucho más de lo que se puede obtener en sólo dos semanas.

Esto se debe al hecho de que cada beneficio para la salud, cada mejora del estado de ánimo y cada aumento de energía y claridad mental se acumularán a lo largo de varios meses. Tu capacidad para resistirse a la pornografía, resolver tu frustración sexual, y evitar los impulsos improductivos aumentará también.

Una vez que la retención del semen se ha convertido en un hábito, pronto se convierte en un estilo de vida. Con el tiempo, serás capaz de cosechar los beneficios de la retención del semen sin ser tan consciente de tus esfuerzos o tensiones. Con el tiempo, empezará a ser algo natural.

Este capítulo tiene como objetivo examinar más de cerca cómo los beneficios de la retención seminal pueden afectar tu vida cotidiana, así como examinar cómo ha mejorado la vida de los demás. No sólo hay una gran cantidad de datos científicos para probar muchos de los supuestos beneficios de la retención de semen, pero también hay toneladas de testimonios de hombres de todo el mundo que se han tomado el tiempo para medir y evaluar los cambios positivos en sus vidas cortesía de esta práctica. Muchos de los beneficios de la retención de semen son comúnmente testificados. No obstante, hay que señalar que los resultados pueden variar.

Beneficios físicos

Los beneficios físicos de la retención de semen radican en los efectos que tienen en el organismo con el paso del tiempo. Sí, es cierto, reservar las eyaculaciones ayuda al cuerpo con un aumento de testosterona y todo lo que dicho aumento conlleva. Sin embargo, hay razones mucho más sutiles y posiblemente más importantes por las que nos beneficiaremos físicamente de practicar la retención de semen.

Un ejemplo importante gira en torno al zinc, elemento químico, mineral y nutriente esencial. Son muchos los beneficios para la salud derivados del zinc, y todos ellos mejoran o protegen el organismo. El zinc es una fuente de energía para las funciones corporales normales, así como un componente necesario para la curación y el bienestar.

El zinc es excelente para el sistema inmunitario. Cuanto más zinc tengamos, menos posibilidades habrán de contraer infecciones y enfermedades. Consumir medicamentos con zinc, como pastillas o jarabe para la tos, puede reducir la gravedad de los síntomas del resfriado y acortar su duración.

Debido a la importante relación del zinc con las proteínas, el zinc contribuye a la cicatrización de heridas y daños cutáneos. El zinc es un nutriente que aporta mucho al organismo. Con una cantidad suficiente, podrás estar mucho más tiempo sin resfriarte y un corte se curará más rápido de lo normal: el cuerpo funcionará como debe.

El zinc también es importante para nuestros sentidos del olfato y el gusto. Sin embargo, la carencia de este mineral es una afección que afecta al organismo. Sin suficiente zinc, corremos el riesgo de desarrollar degeneración muscular relacionada con la edad mucho antes de lo que deberíamos. Los síntomas más comunes de la carencia de zinc son diarrea, letargo, caída del cabello e incluso disfunción eréctil que puede llegar a la impotencia.

Es mucho lo que se puede evitar manteniendo incluso las necesidades mínimas diarias de zinc. Los hombres necesitan 14 mg de zinc al día, y las mujeres alrededor de la mitad. Cada eyaculación masculina pierde entre 1 y 5 mg de zinc. El cuerpo humano no puede producir zinc, por lo que la única forma de obtenerlo es a través del consumo. Hay mucho zinc en la carne, los cereales, las legumbres, los frutos secos y los lácteos. Una dieta sana es todo lo que necesita para obtener la cantidad adecuada de zinc.

Sin embargo, una de las mejores formas de mantener una cantidad saludable de zinc es practicar la retención de semen. No hay necesidad de desperdiciar el zinc, simplemente deja que haga lo suyo mientras se almacena de forma natural en tus huesos y músculos.

Se recomienda "no tomar más de 40 mg de zinc extra al día" (healthdirect, 2021). Demasiado zinc podría causar calambres abdominales, diarrea, náuseas y vómitos. Pero como ya sabes, no tomar suficiente zinc conlleva una serie de síntomas mucho peores.

El zinc es sólo el principal de los nutrientes esenciales que es mejor no perder debido a la masturbación. El cuerpo experimenta numerosos cambios químicos al eyacular, incluida la liberación de hormonas en el cerebro y en todo el cuerpo.

También está el selenio, otro nutriente esencial que el cuerpo humano no produce de forma natural. El cuerpo necesita selenio para nuestra estructura celular y es especialmente crucial para la fertilidad masculina. El selenio desarrolla los espermatozoides, contribuyendo a su morfología y movilidad, además de protegerlos de los efectos negativos de los radicales libres del organismo.

Los radicales libres son átomos que provocan daños celulares, enfermedades y un envejecimiento más rápido. Los radicales libres están relacionados con el tabaco, el alcohol, la contaminación atmosférica y los alimentos ricos en grasas, azúcar y sal. Pueden afectar al organismo de diversas maneras, entre ellas un riesgo para la calidad y la potencia del esperma.

Como antioxidante, el selenio es una de las mejores defensas corporales contra los radicales libres. Se ha afirmado comúnmente que la retención de semen es excelente para la fertilidad, y éste es sólo un ejemplo de ello. Las investigaciones demuestran que los hombres infértiles tienen niveles reducidos de selenio y de actividad antioxidante en su esperma.

En un estudio de 2011, se estudiaron los efectos del selenio y la vitamina E en 690 hombres infértiles durante 100 días. El estudio descubrió que una combinación de selenio y vitamina E mejoraba en un 52% el tamaño, la forma y la movilidad de los espermatozoides en los hombres infértiles, y se produjo una "tasa de embarazo del 10,8% entre las parejas de los hombres" (Panchal, 2021).

El selenio también forma parte de una dieta sana y equilibrada. Tanto la carne como el marisco son excelentes fuentes de selenio, lo que explica por qué los vegetarianos y los veganos pueden poseer niveles más bajos de este mineral. Hay muchas otras fuentes de selenio, como los frutos secos y los productos lácteos, y el organismo no necesita tanta cantidad como de zinc (estamos hablando de microgramos), pero sigue sin tener sentido desperdiciar nutrientes beneficiosos, sobre todo si la fertilidad tiene al menos cierta importancia.

Otro beneficio físico de la retención de semen es la regulación de la hormona prolactina. Las mujeres normalmente tienen niveles de prolactina más altos que los hombres, aproximadamente un 25% más de media, mientras que las mujeres embarazadas pueden tener hasta 20 veces la cantidad normal de prolactina que los hombres. La prolactina desempeña numerosas funciones importantes para el organismo, como la regulación de la reproducción, el metabolismo y el sistema inmunitario.

Sin embargo, un exceso de prolactina en el organismo no es bueno ni para los hombres ni para las mujeres. En los hombres, la prolactina elevada puede causar disminución de la libido, disfunción eréctil, reducción de la masa muscular, disminución del vello corporal y facial, y menor densidad ósea. Además, tanto en los hombres como en las mujeres no embarazadas, la prolactina elevada puede causar infertilidad, y es la principal causa de galactorrea (lactancia) tanto en los hombres como en las mujeres no embarazadas. También aumenta el tejido mamario, lo que obviamente tiene implicaciones diferentes para hombres y mujeres.

Existen varias causas potenciales de los niveles elevados de prolactina en los hombres. Ciertos medicamentos, tumores no cancerosos en la glándula pituitaria, el hipotiroidismo y el estrés crónico son sólo algunos de los factores que pueden contribuir a este problema. Una de las pocas causas de los niveles altos de prolactina que está bajo nuestro control es la eyaculación. Los estudios demuestran que los niveles de prolactina aumentan después de cada orgasmo, "pero no después de la excitación sexual sin orgasmo" (Krysiak, 2016).

El aumento de prolactina se correlaciona directamente tanto con la satisfacción sexual como con la calidad del orgasmo, lo que posiblemente explica por qué los orgasmos tras el coito registran un mayor aumento de prolactina que los orgasmos tras la masturbación. De hecho, el aumento de prolactina después de un orgasmo por coito es un 400% mayor que el aumento después de un orgasmo por masturbación, lo que demuestra científicamente que la masturbación nunca se comparará con el orgasmo real.

En la actualidad, no hay pruebas suficientes que sugieran que el pico de prolactina que se produce tras los orgasmos sea muy preocupante en comparación con las otras causas, mucho más graves, de los niveles altos de prolactina. Para una persona con altos niveles de prolactina, la diferencia que supondría un orgasmo podría estar entre un cigarrillo después de un diagnóstico de cáncer y tres raciones de tarta de queso con helado cuando se es intolerante a la lactosa.

Actualmente no se sabe en qué medida contribuye la eyaculación a unos niveles de prolactina constantemente elevados, teniendo en cuenta que el pico de prolactina que se produce tras la eyaculación es breve. Los estudios dicen que el pico de prolactina es la causa de esa repentina pérdida de libido tras la eyaculación. Se dice que esa sensación de desinterés por el sexo o de falta de calentura que sentimos inmediatamente después de terminar es catártica, y sin duda lo es, pero el pico de prolactina es una teoría científica menos conocida detrás de la sensación de claridad posterior a la eyaculación.

Hay muchos otros factores que contribuyen a esta sensación, concretamente otras hormonas como la dopamina. La cuestión principal es que la sensación de libido es un indicador natural de salud, del mismo modo que la falta de libido es señal de problemas de salud de mayor envergadura.

Poseer un impulso insaciable de liberación forma parte de la experiencia humana sana que la retención del semen tiene en cuenta en sus prácticas. En las prácticas de retención del semen se fomenta la expresión sexual, siempre y cuando se retenga el semen.

Los niveles altos de prolactina deben tomarse en serio, por lo que se recomienda buscar ayuda de profesionales médicos si alguna vez se presentan los síntomas. En lo que respecta a evitar la prolactina alta y sus angustiosos síntomas, la retención de semen evidentemente no podría empeorar las cosas.

Beneficios mentales

La retención de semen se ha asociado a diversos beneficios mentales. Una de las áreas clave en las que se cree que la retención de semen tiene un impacto en la mentalidad es el equilibrio de las hormonas. Se sabe que el aumento de testosterona que se consigue comúnmente a través de la retención de semen produce muchos beneficios físicos, pero también merece la pena conocer los beneficios mentales.

Los estudios demuestran que los hombres que tienen niveles más altos de testosterona tienen menos probabilidades de desarrollar la enfermedad de Alzheimer. Una mayor concentración de testosterona también está estrechamente relacionada con una mayor memoria verbal y espacial, un procesamiento mental más rápido y una mejor capacidad de pensamiento.

Además, la disminución de los niveles de testosterona viene acompañada de una serie de síntomas que repercuten negativamente en la salud mental, como la irritabilidad y la depresión. Los hombres que padecen hipogonadismo, la incapacidad de segregar hormonas de los testículos, han mostrado en gran medida signos de mejora de la salud como respuesta a la terapia de sustitución de testosterona (TRT).

Además de cosechar los beneficios físicos del aumento de testosterona, la mayoría de los hombres que se someten a TRT por recomendación médica también mantienen un mejor estado de ánimo, dejando de experimentar irritabilidad o depresión, al menos no con tanta frecuencia. La TRT funciona tan bien en algunas personas que ha demostrado su eficacia cuando se utiliza como tratamiento antidepresivo.

Por supuesto, cualquier recomendación para someterse a TRT debe provenir de un profesional médico, sin embargo, el punto sigue siendo que un nivel moderado a alto de testosterona hace maravillas para la mente. A menos que un profesional médico recomiende TRT, tal vez pruebe un método menos extremo y más natural de aumentar la testosterona: la retención de semen.

Muchos defensores de la retención del semen afirman que ésta conduce a una reconexión gradual del cerebro. Al reducirse la actividad sexual, las personas pueden centrarse más en sus objetivos y aspiraciones personales, creando inconscientemente un impulso productivo que se perpetúa gracias a un renovado sentido de la motivación.

En otras palabras, los deseos y la necesidad de gratificación instantánea pasan a un segundo plano frente a lo que uno realmente quiere y necesita de la vida. Con el tiempo, resulta más fácil mantener la concentración y la diligencia en la búsqueda de objetivos y aspiraciones personales.

Estas mejoras cerebrales se trasladan a otras facetas de nuestra vida. Algunas personas afirman haber mejorado sus habilidades sociales. Atribuyen esta mejora al aumento general de los niveles de energía y concentración, lo que les permite participar eficazmente en las interacciones sociales. La confianza es, sin duda, un factor que contribuye a mejorar las habilidades sociales, y nada aumenta más la confianza que dominar algo tan rebelde como los impulsos más bajos.

Además, los defensores sugieren que la retención de semen puede contribuir al bienestar general ayudando a la recuperación de la adicción a la pornografía. Muchos hombres, entre los que destaca el fundador de NoFap, Alexander Rhodes, sirven de ejemplo de este supuesto hecho de la retención de semen. Al abstenerse de eyacular y reducir la exposición a material explícito, los individuos pueden experimentar una mejora de la claridad mental y una sensación restaurada de control sobre sus impulsos sexuales.

Hablando de ejemplos, nuestros medios de comunicación están llenos de testimonios y conversaciones que apoyan los beneficios mentales de la retención seminal. Además de la abundancia de YouTubers, vloggers, expertos en medicina y salud, atletas y músicos que deben su productividad a la retención de semen, también ha sido discutido y alabado por los medios populares como una forma viable de lograr claridad mental y mejorar el rendimiento cognitivo. Programas de televisión de larga data como *Los Simpson* y *Padre de Familia* hacen numerosas referencias a los beneficios mentales de la retención de semen, referencias contemporáneas que representan cómo el zeitgeist cultural en Occidente y su juventud interactúa con ideas que giran en torno a la idea.

Beneficios sexuales

La retención de semen, como práctica, también ha llamado la atención por sus posibles beneficios sexuales. A menudo se asocia con el tratamiento de problemas como la eyaculación precoz, la disfunción eréctil y otras disfunciones sexuales como la falta de sensibilidad en el pene. Al practicar la retención del semen, las personas pueden experimentar un mayor control sobre su respuesta sexual y una prolongación de los encuentros sexuales.

Otro de los beneficios que se le atribuyen es su potencial para hacer al hombre más atractivo para las mujeres. No, eso no significa que las mujeres puedan oler de algún modo el semen que se está acumulando en tu interior y se sientan subconscientemente atraídas por él. La teoría predominante sobre la retención de semen que hace a los hombres más atractivos para las mujeres es simple: los beneficios físicos, mentales y emocionales de la retención de semen están presentes en nuestra apariencia, nuestra actitud y nuestro resultado. Las mujeres se sienten atraídas por hombres seguros de sí mismos, inteligentes, divertidos, interesantes, guapos, sanos y felices. La lista es ciertamente más larga, pero estos son los aspectos fundamentales de la atracción entre mujeres y hombres, todos los cuales pueden potenciarse o mejorarse mediante la retención seminal.

Además, al conservar y redirigir nuestra energía sexual, los hombres podemos desarrollar una atracción más sana hacia las mujeres que vaya más allá de la apariencia física. Este cambio de mentalidad puede conducir a un mejor trato de las mujeres, reduciendo la probabilidad de verlas únicamente como objetos sexuales. Puede que esto no se aplique a todos los hombres, especialmente a los que se abstienen de ver porno, pero la idea de que los hombres son más propensos a comportarse como caballeros si la prioridad no es tocarse los cojones, es válida.

A su vez, sus defensores sostienen que la retención del semen promueve un enfoque de la sexualidad positivo y que incluye el placer. Al abstenerse de un consumo excesivo de pornografía o de confiar en la gratificación instantánea, las personas pueden experimentar una mejora en su vida sexual en general.

La retención del semen fomenta una conexión más profunda con la pareja y se centra en la satisfacción mutua más que en el mero placer personal. Hay prácticas específicas de retención del semen que se diseñaron precisamente con este beneficio en mente, entre ellas, la karezza, la maithuna, el masaje tántrico y muchas otras prácticas sexuales tradicionales.

Beneficios emocionales

Las personas que practican la retención de semen afirman a menudo tener las emociones reguladas y una mejor perspectiva de la vida. Muchos partidarios de la retención de semen creen que, al conservar la energía vital, afirman tener un estado de ánimo más positivo y una mayor felicidad.

Sin embargo, algunas personas que practican la retención de semen sólo informan de una elevación del estado de ánimo positivo después de los primeros cuatro días. Muchos más relatos personales del viaje de la retención de semen informan de una mayor consistencia en el estado de ánimo después de una semana. Este supuesto sentimiento es tan contagioso como una sonrisa o una gran actitud. La gente rara vez deja de notar un resplandor en otra persona. Puede que no siempre lo digan, pero es muy probable que lo vean.

Llevar un mejor humor en la cara es el primer paso para establecer conexiones significativas con los demás. Te presenta como alguien a quien vale la pena conocer. Los beneficios cosméticos de la retención de semen rara vez son considerados por aquellos que son nuevos en la retención de semen, pero si lo sabes, lo sabes. Claro, los beneficios físicos de la retención de semen producen ganancias más fuertes en el gimnasio, una piel más clara, y una cara más fresca, pero todos ellos pueden ser iluminados por el cálido resplandor de la felicidad genuina, amable y duradera.

También, los beneficios emocionales de la retención de semen dan paso a una perspectiva más positiva. Cuando dependes de una dosis o de algo para calmarte, puede nublarte la vista con un deseo obstinado. El tiempo entre una nueva dosis se acorta cada vez más y, antes de que te des cuenta, tu felicidad pasa a depender de una fuente externa. La eyaculación no es una excepción a la plétora de sensaciones potencialmente adictivas de las que no se puede depender para ser feliz. Por desgracia, muchas personas siguen dependiendo de ellas, quieran admitirlo o no.

La adicción se ha descrito como hacer una determinada cosa incluso cuando no se quiere o se sabe que no se debe. Es el complicado sentimiento de culpa y vergüenza oculto bajo un placer indulgente que hace más daño a nuestro estado de ánimo que simplemente prescindir de él de vez en cuando.

La retención de semen ofrece la oportunidad de desarrollar una fuente de felicidad desde el interior, una fuente de felicidad que no requiere intervención, que no ensucia y que no depende de la participación de otra persona.

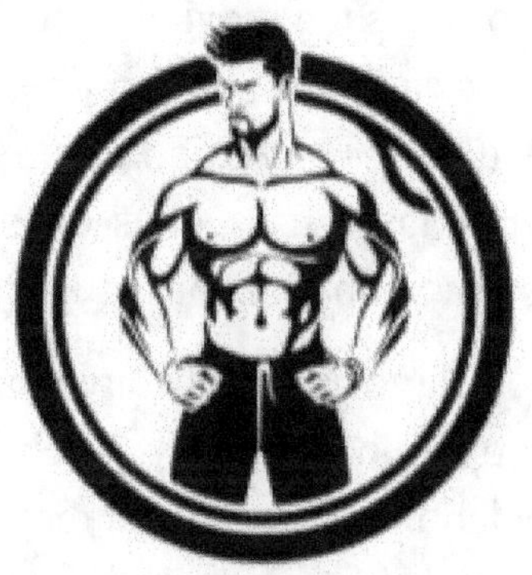

Capítulo 5

Superar la adicción al porno

Un propósito común de practicar la retención del semen es superar la adicción al porno. En la era digital actual, la adicción al porno es una preocupación creciente. No se puede enfatizar lo fácil que es acceder a contenido explícito ahora más que nunca. Hoy en día, ni siquiera hace falta ir tan lejos como a la página de inicio de una red social, accesible a todas las edades, para tropezar con imágenes o vídeos que rozan lo pornográfico.

Una investigación del Comisionado para la Infancia de Inglaterra (CCE) advierte de que Twitter tiene más probabilidades de exponer a niños y jóvenes a la pornografía que los sitios dedicados a ella. Con edades de exposición que van desde los 9 años hasta una media de 13 años, el CCE ha llegado a la conclusión de que "la exposición a la pornografía está muy extendida y normalizada, hasta el punto de que los niños no pueden 'optar por no hacerlo'". (Henshaw, 2023).

Los desencadenantes potenciales están por todas partes. Lo que antes se consideraba tabú y vergonzoso ahora se considera normal, con conversaciones ampliamente debatidas sobre la pornografía y la masturbación que adoptan enfoques abiertos o posturas críticas con la sociedad.

La exposición al porno es tan inevitable como el resfriado común, y la edad de exposición es cada vez más temprana. No es de extrañar que la adicción al porno se haya convertido en un problema generalizado. Comprender los signos, las causas y las consecuencias del consumo excesivo de porno es crucial para abordar el problema.

Uno de los factores clave que contribuyen a la adicción al porno es la liberación de dopamina en el cerebro. La dopamina, un neurotransmisor asociado al placer y la recompensa, desempeña un papel importante en el refuerzo de los comportamientos adictivos. Cuando las personas consumen pornografía o se masturban repetidamente, puede producirse una sobreestimulación de los receptores de dopamina, lo que crea un ciclo de ansia y búsqueda de material más explícito. En resumen, cuanto más lo haces, más quieres volver a hacerlo.

Las consecuencias de la pornografía y la masturbación excesivas pueden ser tanto psicológicas como biológicas, y un ejemplo de ello son los receptores de dopamina fritos. Esa consecuencia concreta puede tener efectos duraderos en el estado de ánimo, la autoestima y la motivación, así como disfunciones sexuales y una amenaza para el bienestar físico general. Las aflicciones de la mente se notarán en el cuerpo, y viceversa.

Como consecuencia del consumo excesivo de porno, las personas pueden experimentar una disminución de la satisfacción sexual con sus parejas en la vida real, conflictos en las relaciones derivados del consumo problemático de porno, una gran falta de motivación para hacer cualquier otra cosa, retraimiento social e incluso sentimientos de culpa o vergüenza.

Además, los estudios han demostrado que la exposición prolongada a la pornografía puede alterar la química cerebral y afectar a la salud mental, y otros estudios demuestran que la adicción al porno puede cambiar la forma física del cerebro, de forma similar a cómo cambia el cerebro tras el abuso de sustancias y la adicción.

Diagnosticar la adicción al porno es una afirmación cargada. En primer lugar, la adicción al porno todavía no está reconocida como un diagnóstico oficial a pesar de todas las investigaciones que demuestran el potencial adictivo del porno. Esta investigación incluye el efecto que el consumo de porno tiene en la materia gris, los relatos de numerosos encuestados en estudios médicos que autoinforman de una adicción al porno, y sus similitudes entre los síntomas o señales de advertencia, y una adicción a cualquier otra cosa médicamente diagnosticable.

En segundo lugar, puede que la adicción al porno no sea diagnosticable, pero sin duda puede detectarse. Determinar una adicción al porno implica evaluar patrones de comportamiento como la pérdida de control sobre los hábitos de consumo o los intentos infructuosos de dejarlo. Los profesionales de la salud mental también pueden tener en cuenta el impacto en las relaciones personales o el funcionamiento diario a la hora de evaluar si alguien ha desarrollado un patrón adictivo.

Superar la adicción al porno requiere un enfoque polifacético que aborde tanto los aspectos psicológicos como los biológicos. La terapia puede ser una herramienta eficaz para las personas que luchan contra la adicción, ya que proporciona apoyo, identifica los desencadenantes o los problemas subyacentes y desarrolla mecanismos de afrontamiento.

Los grupos de apoyo como NoFap y YourBrainOnPorn son lugares excelentes para mantener conversaciones informales con personas que probablemente te entenderán y encontrarás información útil sobre formas de enfrentarte a la adicción al porno. Sin embargo, no sustituyen a un terapeuta profesional o a una terapia de grupo.

Hay muchos cambios en el estilo de vida que pueden ayudar si la terapia no es la primera solución que quiere probar. El principal cambio de estilo de vida es la retención del semen, pero hay muchas otras prácticas y actividades que se sabe que ayudan, como practicar deporte o un hobby y encontrar otras formas productivas de ocupar el tiempo.

Por supuesto, un cambio completo en el comportamiento y los patrones de vida requiere mucha disciplina, pero también es útil saber que la recuperación es un proceso largo que debe tomarse día a día. Cada mañana se nos presenta una oportunidad de mejorar nuestras vidas. Comienza visualizando lo que queremos y dando el primer paso hacia ello. No saltamos a una nueva vida, caminamos hacia ella. Paso a paso. Día a día.

¿Cómo saber si tienes adicción al porno?

Las mejores trampas son aquellas en las que no sabes que estás y crees que disfrutas estando en ellas. Ser consciente de los signos de una adicción a la pornografía aumenta tus posibilidades de superarla. Por lo tanto, saber qué aspecto tiene y cómo reconocerla en ti mismo y en los demás puede marcar la diferencia entre vencerla o "vencerla".

Pero primero, ¿tienes adicción al porno? Como evidencian las instituciones médicas que se niegan a reconocer la adicción al porno como una adicción real, la cultura general de aceptación en torno al consumo de porno, la descarada mercantilización del porno a través de las redes sociales y las plataformas de streaming y, por último, los detractores de NoFap médicamente cualificados que avalan el consumo de porno, está claro que la adicción al porno está muy mitigada y el consumo excesivo de porno está ampliamente excusado en el mejor de los casos o fomentado en el peor.

A pesar de todo ello, hay una cantidad abrumadora de pruebas que demuestran el efecto perjudicial que tiene el porno en el bienestar general. Hay señales, indicios y comportamientos que se manifiestan cuando el porno está entre tus prioridades más altas, ya sea pareciéndose a una adicción a sustancias y otras actividades o manifestándose de formas horribles que son exclusivas de la adicción al porno.

Los signos de adicción al porno por sí solos podrían ser posibles indicadores de diferentes problemas, no necesariamente sólo de adicción al porno. Mostrar sólo algunos de estos signos requiere más investigación personal, pero mostrar la mayoría o todos ellos hace evidente el problema subyacente.

El primer signo es la dificultad para dejar de ver porno, y así comienza el ciclo de querer más, y luego ver más. Ver porno de vez en cuando, incluso una vez a la semana, no es probable que cause ningún problema enormemente negativo, pero el signo más claro de adicción es no ser capaz de pasar un solo día sin tenerlo una o varias veces.

Además, cualquier intento de prescindir de él durante más tiempo del habitual suele ir seguido de un estado de ánimo amargado o de mal genio. Para darse cuenta de ello, hay que ser lo bastante consciente de uno mismo como para calibrar las emociones durante los episodios de estrés.

La cantidad de tiempo que dedicamos a ver porno es otra señal. De las 24 horas que tiene un día, sólo disponemos de 16 horas de vigilia, siempre que se duerman 8 horas completas por noche. Ajusta las horas según tus hábitos de sueño, añade las horas que pasas cocinando, comiendo, haciendo ejercicio y desplazándote, y llegarás a una conclusión: no hay suficientes horas en el día.

Si la adicción al porno te preocupa, se manifestará sobre todo en la cantidad de tiempo que te ha quitado. Más de una hora al día equivale a una pérdida de tiempo acumulada tan enorme que si ese tiempo se dedicara a aprender una habilidad, ya serías un experto en otra cosa.

Un principio similar del costo de oportunidad se aplica al dinero, ya que otro signo evidente de adicción a la pornografía es gastar dinero en porno. Antaño, la pornografía no era gratuita. Había que comprarla en tiendas o enviarla por correo para poder verla. Hoy en día, se puede acceder a la pornografía de forma gratuita con diferentes niveles de calidad y producción, desde el más bajo hasta el más alto posible. Hoy en día se puede buscar cualquier material pornográfico y verlo sin pagar nada.

Entonces, en el advenimiento de una facilidad sin precedentes para acceder al porno gratis, ¿por qué hay quien sigue pagando dinero por él? En realidad hay una serie de razones que influyen en las causas de la adicción al porno, sin embargo, no hay excusa para ello, y hacerlo puede ser un potente indicador de un problema grave.

Por último, el signo más preocupante de la adicción al porno es seguir viéndolo después de que te haya infligido un daño probado. Cuando el consumo de porno empieza a dañar tus zonas íntimas, haciendo que se vuelvan ásperas o mucho menos sensibles al tacto, hay que resistirse al porno durante al menos una semana. Eso también puede ser una señal para acudir a un médico o terapeuta o admitir ante alguien que puedes necesitar ayuda para dejar de hacerlo.

El porno no sólo puede causar daños físicos. El porno puede ser el origen de muchos conflictos o disfunciones en las relaciones, causando daños emocionales y sexuales tanto al adicto como a su pareja. Ignorar o negar el efecto que el porno tiene en áreas cruciales de tu vida es un signo de adicción que requiere una mente consciente para darse cuenta.

La adicción al porno es una trampa en la que nadie viene a salvarte. Los signos de la adicción al porno reflejan las áreas de tu vida en las que te quedas corto, cuando ver porno tiene prioridad sobre los asuntos importantes y se dedican más recursos a alimentar tus ansias en lugar de a arreglarte. Sólo puedes ver los barrotes cuando aceptas que estás en una jaula. Así es mucho más fácil encontrar la salida. Enfréntate a la verdad de tu relación con el porno haciéndote estas ocho preguntas:

1. ¿Soy incapaz de resistir mis ganas de ver porno?

2. ¿He gastado más dinero o tiempo en porno de lo habitual?

3. ¿He intentado dejarlo y he fracasado muchas veces?

4. ¿Pienso con frecuencia en el porno o busco salidas adyacentes a la actividad pornográfica?

5. ¿Dejo de lado mis obligaciones con mi trabajo, mis amigos, mi familia y mi relación para ver porno?

6. ¿Sigo viendo porno a pesar de sufrir algún daño físico causado por esta actividad?

7. ¿He dejado pasar oportunidades, o me he planteado dejar pasar oportunidades, para tener más tiempo para ver porno?

8. ¿Me siento irritable, ansioso o incapaz de resolver el estrés cuando no puedo ver porno?

Estas son preguntas importantes que hay que hacerse al enfrentarse a cualquier adicción, no sólo a la pornografía. Son intercambiables con las adicciones diagnosticables porque muchas de ellas "se hacen eco de los comportamientos asociados a los trastornos por abuso de sustancias" (Miller, 2023), ya que cada pregunta determina si la fijación ha afectado o no a un aspecto del bienestar. Todas estas preguntas, si se responden con un honesto sí, conforman el total de signos de la adicción al porno.

Causas de la adicción al porno

Las causas de la adicción al porno son tan amplias como sus signos, invadiendo todas las facetas de la vida antes de hacer que gire en torno al porno. Esto habla de la complejidad de la adicción al porno, ya que diversos factores contribuyen a su desarrollo, incluso factores que parecen separados o alejados del consumo excesivo.

Un ejemplo rápido de esto es simplemente el aburrimiento y la soledad. No tener suficiente que hacer en un día da a las manos ociosas una razón para jugar con algo. Cuando el porno se convierte en ese algo, a veces puede ser inofensivo. Sin embargo, siempre existe la posibilidad de que haya factores que contribuyan a que el consumo de porno pase de ser un pequeño hábito a una adicción al límite.

Entonces, ¿cuáles son esos otros factores que contribuyen a la adicción al porno y que pueden hacer del aburrimiento un punto nexo? Problemas psicológicos y enfermedades mentales. Se sabe que estas grietas omnipresentes en la armadura de todo el mundo son causas subyacentes de la adicción al porno. Depresión, ansiedad, estrés crónico y otras adicciones; un mecanismo habitual para hacer frente a estas aflicciones mentales es el consumo frecuente de porno. Masturbarse con el porno sienta bien; te quita el estrés. Cuando nos sentimos mal, es natural buscar placer o alivio inmediato para compensar el desequilibrio hormonal.

Esta es la razón subconsciente de la adicción al porno, ya que es una fuente de placer poco saludable y una forma poco fiable de mejorar tu estado de ánimo. El porno no debe utilizarse como mecanismo de afrontamiento cuando existen soluciones reales a tus aflicciones. Nadie nace sabiendo cuáles son las mejores formas de afrontar emociones y sentimientos difíciles.

Otra de las causas de la adicción al porno es no conocer mejores formas de afrontar los problemas. La falta de conocimiento o de interés por las formas de mejorar te hará volver a tu zona de confort, ya sea el porno, las drogas, el alcohol, los videojuegos o el restaurante de comida rápida más cercano.

Otra causa que se ha generalizado en los últimos años proviene de las relaciones parasociales. Quizá la soledad sea una causa que debería tomarse más en serio, ya que los sentimientos de soledad y el impacto de las relaciones parasociales no sólo se alimentan mutuamente, sino también de la adicción al porno.

Las relaciones parasociales se definen como una relación unilateral con una figura pública. No son exclusivamente sexuales, pero un arquetipo común de las relaciones parasociales es la que se establece entre un creador de contenido y un miembro de su audiencia especialmente encaprichado, o más bien una estrella del porno y los adictos entre sus consumidores, especialmente con la aparición de OnlyFans y la creciente popularidad de los sitios de cámaras.

Las relaciones parasociales son un mecanismo de afrontamiento para una insuficiencia en las relaciones de cualquier tipo, insuficiencias que son causas potenciales de la propia adicción al porno. Una vida social escasa que te deja aislado, la frustración sexual tanto si estás soltero como en una relación, el conflicto con la familia; todas son posibles razones para entablar una relación parasocial (y un consumo excesivo de porno).

Según los investigadores John Maltby y David Giles, existen tres subcategorías de relaciones parasociales: "sociales de entretenimiento, personales intensas y patológicas al límite" (Giles, 2006). La mayoría de las relaciones parasociales son de entretenimiento social, lo cual está bien porque es la menos dañina. Pensemos en los fans de grupos de música o actores. Simplemente decorar las paredes de su habitación con pósters de sus ídolos favoritos o hablar incesantemente de sus ídolos favoritos con amigos que también son grandes fans es una exhibición inofensiva de adoración unilateral por una figura pública. En este sentido, también es inofensivo obtener motivación o inspiración de una relación parasocial, siempre que no suponga un perjuicio para tu bienestar o el de los demás.

Intensa-personal se inclina más hacia el lado de la preocupación, y describe una obsesión con una persona de interés que es paralela a los signos de adicción. Aunque alguien con una relación parasocial intensa-personal puede ser consciente de que su relación no es real, es posible que no tenga un control total de sus emociones o sentimientos hacia esa persona.

Esto se caracteriza por una compulsión a mirar las páginas de las redes sociales de esta figura pública varias veces al día todos los días, y la búsqueda de otros recursos en línea para aprender más sobre esa persona de lo que nunca necesitarán saber. Esto también puede afectar a su trabajo y educación, dividiendo la atención entre el objeto de su deseo parasocial y facetas importantes de la vida. Esto también puede afectar a las relaciones existentes o impedir que se formen otras nuevas.

Esto es especialmente preocupante cuando el objeto parasocial es una estrella del porno, lo que es aún más probable que ocurra. Este tipo de relación parasocial, cuando se aplica a un consumidor de porno, hace que muchos de los signos de la adicción al porno se conviertan en una cruda realidad. Si estás obsesionado con una figura pública hasta el punto de adorarla, albergando sentimientos más fuertes hacia ella que hacia la gente que realmente te conoce y te quiere, y todo lo que se interponía entre tú y la atención de esa figura pública era un muro de pago, las consecuencias deberían ser obvias.

Se ha teorizado que los hombres que gastan grandes cantidades de dinero y tiempo en porno, especialmente en la variedad OnlyFans, no son tan adictos al porno como a sus interacciones con la estrella porno. El tiempo, la concentración y el dinero empiezan a desaparecer en la pornostar de la pantalla, lo que diluye la línea que separa una relación parasocial personal intensa y poco saludable de una adicción al porno en desarrollo.

Intenso-personal es realmente más de lo que debería. Por desgracia, hay más y es mucho peor. El tipo límite-patológico es el tipo de relación parasocial más peligroso, caracterizado por una falta total de control sobre los pensamientos, los sentimientos y el comportamiento. Esto no sólo desarrolla una naturaleza más compulsiva, sino que también arroja un hechizo de ilusión que justificará cualquier comportamiento antisocial que se vaya a cometer.

Tener este tipo parasocial ha conducido a menudo a delitos como el acoso, el secuestro, el asesinato y la violación. Los paralelismos con la adicción al porno continúan si se tiene en cuenta que un aumento del consumo de porno puede conducir a menudo a un mayor interés por el porno más extremo y violento.

Además, otro signo de adicción al porno es cometer conductas antisociales como traspasar los límites. Esto se manifiesta viendo porno en público o intentando establecer un vínculo con una pareja sexual a través del porno cuando la pareja ha sido lo suficientemente clara sobre su desinterés por el porno.

Cada vez aparecen más ejemplos de tipos patológicos límite en las bases de fans de los streamers de Twitch y los modelos de OnlyFans. Twitch es una plataforma de streaming online en la que los creadores de contenidos se muestran jugando videojuegos o viendo vídeos; un caldo de cultivo para las relaciones parasociales.

Hay muchos destacados streamers de Twitch que atraen la atención y el fandom vistiéndose con ropa sexual o reveladora y posando de forma sugerente en sus streams. Algunos de estos streamers de Twitch informaron de que antes de que sus acosadores fueran acosadores, eran el tipo de fans que "les donaban miles de dólares" (Glaze, 2022).

Otros usuarios de Twitch afirman que los acosadores hacían todo lo posible por presentarse en su domicilio o lugar de trabajo y confesarles su amor. Algunos de estos acosadores volaban desde distintos países, como Luisiana a la Columbia Británica y Estonia a Estados Unidos. La ilusión de algunos de ellos les llevó a creer que su streamer favorito de Twitch les había dejado pistas que debían seguir, y un acosador le dijo a su víctima: "Ha sido todo un reto" (Browning, 2022), en referencia a la búsqueda de la dirección de su casa.

El tipo límite-patológico presenta los casos más extremos de obsesión, delirio y compulsión que están intrínsecamente ligados a las relaciones parasociales. Un ejemplo más escandaloso de este tipo es el caso de Mauricio Guerrero, un hombre de 22 años que fue acusado de allanamiento de morada e invasión de la intimidad en el verano de 2023 por acosar a una modelo de OnlyFans. Los salaces detalles incluyen "una interacción sexual real en diciembre de 2021, que [la modelo de OnlyFans] negó inicialmente a la policía" (Grinberg, 2023).

El terapeuta de Guerrero declaró que se sentía muy solo, lo que demuestra aún más el perjuicio que puede causar algo tan nimio como la soledad cuando se aplican remedios poco saludables. Aunque esto parece más un ejemplo de volverse adicto a la estrella porno que al porno en sí, sigue ayudando a demostrar que un famélico sentimiento de soledad, mezclado con un menguante sentido del autocontrol y un objeto de fijación, pueden combinarse para causar una adicción al porno o a los puntos de venta pornográficos adyacentes. Guerrero fue condenado a un año de prisión. Incluso después de mantener relaciones sexuales consentidas con la modelo de OnlyFans, Guerrero se metió en más problemas de los que valía su adicción a ella.

Un examen más técnico de las causas de la adicción al porno radica en lo que se conoce como condicionamiento operante. Evitar la soledad, la depresión y la ansiedad es una de las causas de la adicción al porno, pero están arraigadas en sentimientos y emociones que pueden cambiarse con cualquier otra cosa.

El condicionamiento operante es un principio por el que ciertos comportamientos se refuerzan, o recompensan, aumentando el deseo de repetirlos una y otra vez, de forma subconsciente. Hay muchas cosas que desencadenan este refuerzo mental que causa la adicción. La sensación de un repentino pico en los niveles de dopamina; la satisfacción del impulso instintivo innato de reproducirse; la interacción parasocial indulgente; una reacción aprendida a desencadenantes sexuales o desencadenantes de estrés, ansiedad y de traumas pasados. Antes del condicionamiento operante, existía el condicionamiento clásico, que consiste en aprender o enseñar por asociación.

Por ejemplo, dos estímulos no relacionados (el sonido de una campana y el olor a comida de perro) se combinan para formar una nueva respuesta aprendida (un perro salivando al sonido de una campana como si fuera el olor a comida de perro). Sin embargo, el condicionamiento operante examina más de cerca las numerosas motivaciones que subyacen al consumo excesivo de pornografía, más que el condicionamiento clásico. Esto se debe a que muchas de las causas de la adicción al porno tienen su origen en la recompensa y el castigo, y otras menos se aprenden por asociación.

La diferencia clave entre la clásica y la operante es que la primera implica reflejos, mientras que la segunda implica un comportamiento voluntario. Aunque el consumo excesivo y problemático de pornografía es una compulsión, el consumo de material pornográfico sigue siendo un comportamiento voluntario que se desarrolla mediante la recompensa y apenas se disuade con el castigo. Existen cuatro tipos de técnicas de condicionamiento operante, y la masturbación entra dentro de dos de ellas.

Los reforzadores positivos y los castigadores positivos son técnicas que incluyen una recompensa y un castigo, respectivamente. Los reforzadores negativos y los castigadores negativos eliminan el castigo y la recompensa, respectivamente. Los estudios han demostrado que las personas son más propensas a aumentar el comportamiento y la motivación si el resultado es una recompensa.   Siguiendo este principio, puede deducirse que el alivio percibido que proporciona la masturbación acaba convirtiéndose en una recompensa suficiente para anular la disuasión de un castigo. La masturbación excesiva proporciona el refuerzo positivo de la repentina sensación eufórica de un orgasmo, mientras que también proporciona el castigo positivo de unos genitales doloridos y el peso depresivo de una dopamina baja.

Aunque tanto las recompensas como los castigos sean inmediatos y perceptibles, la diferencia entre un adicto y un ávido consumidor de porno es la incapacidad de parar cuando las consecuencias se hacen evidentes y las recompensas te animan a seguir ignorándolas.

Consecuencias de la adicción al porno y la masturbación excesiva

Las consecuencias de la adicción al porno y la masturbación excesiva son una exacerbación de los signos y las causas de cada una, pero durante un período de tiempo mucho más largo. Todos los ámbitos a su alcance, el físico, el mental, el sexual y el emocional, así como la vida laboral y la socialización, se ven afectados negativamente en la agonía de la adicción al porno.

Todas estas consecuencias se derivan del impacto del porno en el cerebro. Los cambios en el estado de ánimo, el comportamiento, la motivación y la actitud proceden del cerebro y, a través de su recableado, la adicción al porno es capaz de mantenerse. Este fenómeno puede observarse de nuevo a través del principio del condicionamiento operante, según el cual diferentes esquemas de refuerzo tienen más probabilidades de provocar una adicción que otros.

Por lo tanto, si siempre hay una ganancia específica que se obtiene de un determinado comportamiento, dicho comportamiento es mucho más fácil de reforzar. Esta ganancia específica es el placer o el alivio de un orgasmo, y el comportamiento es masturbarse. Puedes enseñarte a ti mismo a confiar en el pico de dopamina otorgado por ese comportamiento, enseñando en consecuencia a tu cuerpo la forma menos saludable de aumentar tu dopamina.

Los cambios físicos que experimenta el cerebro cuando esto ocurre pueden parecerse a los del cerebro de un drogadicto, y es mucho más difícil resistirse a cualquier desencadenante o tentación. El resultado final de esto es el desarrollo de una dependencia de la pornografía, similar a una dependencia química de sustancias adictivas.

Estas mismas estrategias de refuerzo pueden utilizarse para salir de la adicción, y los cambios cerebrales provocados por la pornografía pueden revertirse, pero se necesita mucha fuerza de voluntad y esfuerzo para recuperarse.

La consecuencia más comúnmente asociada a la adicción al porno es la aparición de disfunción eréctil, pero también provoca otras complicaciones físicas como eyaculación retardada e impotencia. Aunque la masturbación excesiva daña el pene al someterlo a una cantidad indebida de fricción, sobre todo cuando se le da cada vez menos tiempo para curarse entre medias, la disfunción eréctil inducida por el porno es en realidad una afección mental más que física.

Alexis Conason, psicóloga clínica y escritora, escribe que "ver porno compulsivamente, o ver varias escenas a la vez, o cambiar rápidamente de una escena a otra, crea una gran cantidad de estimulación que no se experimenta normalmente en los encuentros sexuales de la vida real" (Krans, 2020).

En otras palabras, lo más probable es que no haya nada malo en el pene de un hombre incluso después de haber contraído una disfunción eréctil inducida por el porno, y que se trate más bien de una situación de la mente sobre la materia. Esta es una consecuencia de la adicción al porno que, una vez más, se deriva del impacto del porno en el cerebro.

La Universidad de Amberes realizó un estudio para determinar los hábitos sexuales y las complicaciones de 3.267 hombres. Hasta el 40% de ellos que veían porno durante unos 40 minutos al día sufrían disfunción eréctil, al igual que el 10% de los hombres que lo hacían menos de 30 minutos a la semana. La diferencia entre 40 minutos al día y 30 minutos a la semana sugiere varias cosas. Podría ser que incluso una cantidad relativamente pequeña de exposición al porno de forma regular pueda afectar a la mente hasta ese punto, o que el consumo diario de porno que provoca disfunción eréctil sea una certeza para muchos hombres.

Este estudio sugiere ciertamente que las probabilidades de sufrir disfunción eréctil aumentan con una mayor exposición al porno. Para determinar si alguna de estas sugerencias tiene peso, sería necesario examinar otros aspectos de la vida de los encuestados, como aspectos que inducirían estrés o cambios hormonales (medicación), forma física, estado civil, etc. Por lo que se puede decir hasta ahora, el consumo excesivo de porno, en relación con el usuario, es al menos otra causa de disfunción eréctil.

La sobreestimulación derivada del consumo excesivo de porno tiene un impacto tremendo en las relaciones sexuales con una sola pareja. Sea quien sea, tu pareja sexual es sólo una persona y nunca podría competir con la estimulación de múltiples cuerpos que despiertan todos tus apetitos sexuales en dosis simultáneas.

La adicción al porno crea múltiples barreras a la compatibilidad sexual que pueden interferir en los procesos de excitación y satisfacción. Esto no sólo ocurre como resultado directo de la sobreestimulación, sino también por los crecientes problemas de autoimagen. El porno expone a las personas a todo tipo de cuerpos, incluidos los más deseables y atractivos. Las apariencias hipersexualizadas de muchas estrellas del porno suelen presumir de estándares de belleza más elevados que se consideran inalcanzables para mucha gente.

Es habitual que las personas que ven grandes cantidades de material pornográfico desarrollen problemas corporales, derivados de la observación objetiva de que estas estrellas porno, que parecen estar construidas y diseñadas exclusivamente para el sexo, son más atractivas que las personas que la mayoría suele conocer. Los problemas de autoimagen surgen cuando las elevadas expectativas, influidas por modelos de cuerpo perfecto, se vuelven hacia dentro (hacia uno mismo) en lugar de hacia fuera (hacia una pareja sexual).

Los adolescentes son especialmente susceptibles a los problemas de autoimagen derivados del porno, ya que "aún no han desarrollado [su] propia identidad (sexual)" (Paslakis, 2020) y, como los niños están predispuestos a hacer por naturaleza, es probable que imiten a los adultos que ven en su único ejemplo de relación sexual: el porno. Las mujeres experimentan una susceptibilidad similar, salvo que sus problemas de autoimagen se manifiestan en el auge de la cirugía estética, no sólo copiando lo que hacen las estrellas del porno, sino también su aspecto.

El Huffington Post informó de que "más de una de cada cuatro mujeres jóvenes en Gran Bretaña" (Gallagher, 2019) ha considerado al menos someterse a cirugía estética para competir con los estándares de belleza que aparecen en el porno. Aproximadamente el 40 % de las mujeres jóvenes están preocupadas por el aspecto de sus pechos y vaginas debido a lo que han visto en el porno.

Los hombres también se plantean la cirugía estética debido a problemas de autoimagen inducidos por el porno, aproximadamente uno de cada cinco. The Independent publicó un artículo sobre los problemas de autoimagen inducidos por la pornografía y el aumento de la cirugía estética en las mujeres, en el que se explicaba la tendencia de las "vaginas de diseño" (Laurance, 2011).

Tanto el reportaje del Independent como el del Huffington Post se produjeron con casi diez años de diferencia, y el tiempo transcurrido entre ambos dio paso a más puntos de venta de porno, especialmente dirigido a hombres.

Desviación y explotación sexuales: consecuencias sociales

La consecuencia más peligrosa de la adicción al porno y la masturbación excesiva es el vínculo que dicha afección tiene con el aumento de la desviación sexual, la hipersexualización hasta el punto de ver sexo en todas partes y el aumento de la probabilidad de cometer explotación sexual de menores.

Los estudios demuestran que el consumo excesivo de pornografía por parte de los jóvenes aumenta su propensión a albergar actitudes perjudiciales hacia las mujeres y las niñas, "incluidas actitudes de apoyo a la violencia" (Comisario, 2023), a mantener relaciones sexuales ocasionales o de riesgo y a cometer actos de coacción o agresión sexual.

La coacción sexual es un área enormemente problemática, a pesar de que rara vez se hable de ella. Los actos sexuales coercitivos se definen como actos que presionan o manipulan a alguien para que mantenga relaciones sexuales, incluso después de haberlo rechazado previamente. Esto no significa invitar a alguien a salir de nuevo después de que haya pasado algún tiempo desde que fue rechazado, pero podría significar fabricar un escenario sexual e intentar llevarlo a cabo con alguien que claramente no está interesado.

Mucho de esto aparece mucho en el porno. Desde hermanastras metidas en lavadoras hasta entrenadores personales estirando a sus clientes con pantalones cortos que no ocultan sus penes.

En el porno, cuando alguien se expone indecentemente a otro, o cuando alguien tiene influencia sobre otro y tiene demandas de naturaleza sexual, o incluso cuando dos personas están solas y al menos una se siente atraída por la otra, siempre surge el sexo crudo y apasionado. La mentalidad que subyace a esto está relacionada con las teorías de hipersexualización, según las cuales el sexo puede verse en cualquier parte, incluidas las situaciones mundanas, los encuentros inocuos o cualquier otro lugar en el que el sexo no sea provocado.

El porno enseña inconscientemente estas señales sociales y mentalidades incorrectas. Muchos comportamientos de la pornografía son inapropiados en la mayoría de los contextos de la vida real, e intentar imitarlos puede conducir a toda una serie de problemas personales. Los delitos sexuales han experimentado un aumento sin precedentes de la concienciación, lo que ha dado lugar a una cultura de sensibilidad y precaución en torno a las relaciones sexuales. Todo el mundo podría prescindir de ciertos medios explícitos que enseñan comportamientos sexuales que pueden causar daños, disfunciones o malentendidos.

El porno es típicamente degradante para las mujeres, representándolas como seres constantemente sexuales que buscan activamente encuentros sexuales agresivos. Y a los hombres se les representa como animales hipermasculinos que dominan a las despistadas y vulnerables, raramente más pequeños que una circunferencia y una longitud irreales, cuando no se les representa como desventurados imbéciles con tanta agencia como les permita una mujer astuta y sexualmente manipuladora.

La exposición constante a estos arquetipos, sobre todo a los que representan escenarios más cercanos a la vida cotidiana, tiene un lavado de cerebro sutil y latente que salpica nuestra forma de socializar, a menudo difuminando las líneas entre lo que se considera apropiado hacer, querer y discutir en público, y lo que no lo es en absoluto.

El mal comportamiento en las citas no es la única forma de definir la desviación sexual. Muchos actos de desviación sexual rozan el delito y pueden causar graves daños a otras personas. La influencia del porno en ciertas desviaciones sexuales, como la pedofilia, está estudiada y demostrada desde hace tiempo. No todos los pedófilos son pederastas, y no todos los pedófilos nacen con esa desviación sexual.

Numerosos estudios han afirmado que la pornografía que muestra la explotación sexual de menores influirá subconscientemente en sus espectadores para que acaben haciendo lo mismo, tanto si siempre han estado predispuestos a la pedofilia como si no, mientras que otros estudios lo han refutado. La situación en torno a la pornografía infantil es desoladora, tanto que la pornografía infantil virtual (la que muestra imágenes sexuales de niños que en realidad no existen) está protegida por el derecho a la libertad de expresión de la Primera Enmienda.

Como resultado del *caso Ashcroft contra la Coalición por la Libertad de Expresión*, el Tribunal Supremo falló a favor de la Coalición por la Libertad de Expresión (FSC), que es una asociación comercial de la industria del entretenimiento para adultos. La FSC alegó que la *Ley de Prevención de la Pornografía Infantil de 1996* (CPPA) era demasiado amplia e impedía la Primera Enmienda. Incluso el gobierno se mostró impotente ante esta afrenta a la seguridad infantil.

El Gobierno de EE.UU. argumentó en contra de la postura de la FSC, afirmando hechos como que la pornografía infantil virtual probablemente "abre el apetito de los pedófilos y les anima a participar en conductas ilegales" (Goldblatt, 2012), un hecho que el Congreso ya había documentado en sus conclusiones de las evaluaciones de la CPPA.

El Tribunal Supremo lo rebatió con el viejo argumento de la pendiente resbaladiza, según el cual si el gobierno prohíbe expresiones que pueden causar actos ilícitos, no se sabe qué prohibirá después. No se trata de una pendiente resbaladiza hacia otra cosa que no sea la mejora de la salud pública, no sólo la salud física de los niños que se salvan del resultado obvio de permitir la pornografía infantil virtual, sino también la salud mental de los posibles autores que, con suerte, entenderán que tal restricción es para su protección.

La CPPA se modificó para permitir el uso y la creación de pornografía infantil virtual en 2001. Mantener la CPPA como estaba no habría sido un ataque a la libertad de expresión, sino una excepción a una norma que claramente no está exenta de descuidos. No hace falta investigar mucho para adivinar que el uso y la creación de pornografía infantil ha empeorado mucho desde entonces. Y si crees que sólo los enfermos mentales pueden desarrollar intereses pedófilos por el consumo excesivo de porno, estás equivocado.

En 2020, The Guardian entrevistó a Michael Sheath, uno de los principales profesionales de la Lucy Faithfull Foundation, la única organización benéfica del Reino Unido dedicada a la protección de la infancia y la prevención de los abusos sexuales a menores. Sheath revela una visión esclarecedora y preocupante de su trabajo en las últimas tres décadas. Ha observado que la pornografía con temática de abusos facilita en gran medida que los espectadores acaben aceptando y deseando representaciones aún peores de los abusos, incluidos los abusos reales a menores.

Los expertos y profesionales con experiencia de primera mano con consumidores problemáticos de porno han llegado a esperar esta observación de los pacientes. Sheath también ha observado que, con los años, sus clientes dejaron de coincidir con los signos típicos de un pederasta. Hay multitud de estudios que relacionan la asociación de abusos pasados, traumas infantiles y abusos sexuales con los antecedentes y la historia de un pederasta. Sin embargo, según Sheath, más recientemente, menos personas con un consumo problemático de porno parecen compartir ese historial, y describe la última década de pedófilos como "gente mundana y corriente de toda condición" (Grant, 2020).

Sheath culpa de todo esto a las muchas personas corrientes que se vieron expuestas al porno a la edad de ocho años. No porno normal ni mucho menos, sino de temática incestuosa, de violación, de adolescentes, de abusos, todo ello a una edad en la que los niños todavía creen en Papá Noel. Realmente le puede pasar a cualquiera.

Métodos para superar la adicción al porno

Hay varios caminos para superar la adicción al porno. Se puede hacer solo o con ayuda, ya sea ayuda profesional y con licencia o con la ayuda de un grupo de apoyo informal y de los seres queridos. Los tipos de tratamientos, métodos y técnicas para superar la adicción al porno se centran todos en mejorar la mente y desarrollar hábitos saludables porque, en última instancia, la adicción termina donde empezó: el cerebro.

Las técnicas más sencillas que cualquiera puede aprender son mecanismos de afrontamiento que pueden implementarse en la rutina diaria y aplicarse a cualquier otra adicción. Uno de ellos es la llamada Regla de la Nada, que consiste en abstenerse conscientemente de cualquier forma de estimulación sexual o de ver pornografía.

No se trata de una proeza de voluntad superior o disciplina magistral. Se llama la Regla de la Nada porque en lugar de alimentar la adicción, simplemente no haces nada. Eso puede significar meditar, reflexionar, echarse una siesta o mirar al techo. Cuanto más tiempo se abstenga una persona de sus impulsos, más fácil le resultará romper el ciclo de la adicción.

Otra técnica útil es la llamada Regla de los Diez Minutos. El objetivo de esta técnica es retrasar la actuación ante los impulsos inmediatos simplemente distrayéndose durante al menos diez minutos. De este modo, las personas pueden interpretar el pico de dopamina asociado al consumo de porno y disminuir gradualmente la intensidad de las ansias.

Comprender los signos del agotamiento de la dopamina es crucial para superar la adicción al porno. La exposición prolongada a altos niveles de dopamina debido al consumo frecuente de pornografía puede provocar insensibilización, lo que dificulta que las personas experimenten placer con otras actividades. La terapia desempeña un papel fundamental a la hora de abordar cualquier problema subyacente, como traumas pasados o distorsiones cognitivas que puedan contribuir a la adicción.

La neuroplasticidad, la capacidad del cerebro para reconfigurarse, ofrece esperanzas de recuperación de la adicción a la pornografía. Las prácticas de atención plena, como la meditación, pueden ayudar a reconfigurar las vías neuronales fomentando la autoconciencia y reduciendo los comportamientos impulsivos.

Además, técnicas como los ejercicios de hipofrontalidad (realizar tareas creativas) ayudan a restablecer el equilibrio de las funciones cerebrales afectadas por la adicción. En algunos casos, puede ser necesario un tratamiento profesional de la adicción. Esto puede incluir terapia individual, terapia de grupo y grupos de apoyo diseñados específicamente para tratar la adicción al porno.

Es importante que las personas sustituyan los viejos hábitos por alternativas más sanas, como hacer ejercicio físico, dedicarse a aficiones o intereses, cultivar relaciones positivas y practicar estrategias de autocuidado. Combinando técnicas terapéuticas con mecanismos de afrontamiento saludables, las personas que luchan contra la adicción al porno pueden superar este reto y establecer una relación más sana con su sexualidad y su bienestar general.

Nota rápida de Leo Black

Hola,

Si encuentras valor en este libro, te agradecería mucho un favor. Tu reseña puede ayudar a otros a descubrir estas estrategias y apoyar mi trabajo como autor independiente. Sólo unas palabras tuyas en la plataforma en la que compraste este libro significarían mucho: es un gran impulso para un libro como éste y ayuda a construir nuestra comunidad. Y si no tienes tiempo de hacer una reseña en este momento, por ahora, sólo tienes que dejar una calificación con estrellas si estas páginas te han resultado útiles.

Gracias por su apoyo y por formar parte de este viaje.

Saludos, Leo

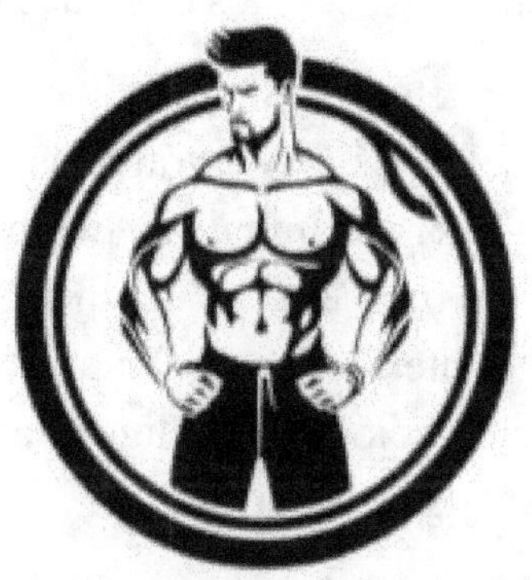

Capítulo 6

El deseo sexual y la mujer

Lo creas o no, un deseo sexual inestable tiene un enorme impacto en las interacciones, relaciones y actitud general de un hombre hacia las mujeres. Esto debería ser de dominio público, un hecho obvio que todo el mundo debería conocer aunque fuera mínimamente, pero la aparente crisis de las citas en el mundo occidental demuestra lo contrario.

El feminismo de la segunda ola, el feminismo radical y el alejamiento de la sociedad de los valores tradicionales no pueden tener toda la culpa de esto, y el aumento del nivel de las mujeres guapas debería ser un incentivo aún mayor para mejorar y tener la mejor oportunidad de atraer a la mejor chica (o chicas) para ti.

Contrariamente a la creencia popular, controlar los pensamientos sexuales no significa suprimirlos por completo. Por el contrario, implica comprender las leyes de la atracción sexual y canalizar esa energía de forma positiva y respetuosa.

Cuando reducimos nuestro deseo sexual, controlamos mejor nuestros impulsos y podemos centrarnos en establecer vínculos significativos con los demás. Disminuir el deseo sexual o controlar los pensamientos sexuales puede ser un objetivo deseado por varias razones, entre ellas el desarrollo de la disciplina personal o la alineación de nuestros pensamientos y acciones con nuestros valores personales.

Aunque no existen métodos infalibles para eliminar o suprimir por completo los deseos sexuales, hay estrategias que pueden ayudar a las personas a controlar mejor sus impulsos. Los hechos sobre la atracción sexual revelan que va más allá de la mera apariencia física. Hay múltiples factores que intervienen en la atracción, como la confianza, la capacidad de comunicación, la inteligencia emocional y un interés genuino por conocer a alguien.

Estos y muchos otros factores invisibles desempeñan un papel importante a la hora de atraer a la mujer adecuada. Es crucial abordar las relaciones con sinceridad y autenticidad en lugar de confiar únicamente en factores externos y superficiales.

También es importante tener en cuenta que para atraer a mujeres hermosas y femeninas hay que tener paciencia, reflexionar sobre uno mismo y participar activamente en actividades sociales o comunidades donde se reúnen personas con ideas afines. Tampoco estaría de más comprender y respetar las preferencias individuales, los valores compartidos y la compatibilidad emocional.

Si se da prioridad al crecimiento personal, se amplían los círculos sociales y se cultivan hábitos saludables, aumentan las posibilidades de establecer vínculos duraderos con una pareja lo más cercana posible al ideal. Todo empieza por saber cómo controlar el apetito sexual. He aquí cómo.

Para controlar el deseo sexual, como todas las cosas, hay que entenderlo desde la raíz. Los deseos sexuales a menudo enmascaran un anhelo de algo más profundo, algo que el sexo podría proporcionar pero no siempre de forma satisfactoria. La razón por la que muchos recurren al sexo para resolver sus problemas es porque el sexo tiene el poder de satisfacer multitud de necesidades físicas, emocionales y espirituales o, como mínimo, el sexo puede hacernos sentir realizados en estos ámbitos.

Por eso, practicar la autoconciencia es donde empieza la gestión de tu apetito sexual. Cuando caminas con atención plena, evitas el barro o las heces de perro que arruinarán tu estado de ánimo y, en su lugar, pisas hierba más verde. Puedes ver tus problemas antes de que te afecten emocionalmente, y puedes adelantarte eficazmente a la difícil lucha entre enfrentarte a tus problemas reales y lo mal que te pueden hacer sentir.

Por ejemplo, la compulsión a masturbarse después de una situación de estrés o de una deficiencia inevitable es un mecanismo de afrontamiento poco saludable, y ceder a esa compulsión demuestra una falta de autoconciencia. A menos que el resultado directo de masturbarse remedie la causa del estrés o deshaga la deficiencia, sólo se hizo para sentirse mejor, lo que no ayudará a largo plazo.

Cualquier apetito que alimentes crecerá, y los antojos sexuales no son una excepción. Si tu respuesta a un problema es sentirte mejor lo antes posible, se convierte en un hábito evitar lo que hay que afrontar. Esto puede aplicarse a cualquier asunto, como las finanzas, el trabajo, la soledad, los problemas de pareja e incluso las ambiciones a largo plazo o los objetivos a corto plazo. Cuanto más evites tus problemas subyacentes, más difícil te resultará notar su efecto en áreas clave de tu vida.

El autoconocimiento también se clasifica por la capacidad de poner nombre a tus sentimientos. Una vez que puedes describir cómo te sientes, es mucho más fácil averiguar por qué te sientes así y qué necesitas para sentirte mejor. Sin embargo, no basta con ser consciente de uno mismo. Necesitas tener el control.

El autocontrol implica el rechazo de la gratificación instantánea, la aplicación de los cambios necesarios en tus hábitos y comportamientos, y una respuesta adecuada a los signos y causas de un elevado deseo sexual. Los signos son fáciles de detectar, y no es casualidad que muchos de ellos reflejen una adicción a la pornografía. Los signos incluyen sexo o masturbación insatisfactorios, entregarse a una actividad sexual insatisfactoria o arriesgada, incapacidad para establecer relaciones o tener el tipo o la cantidad de sexo que se desea, descuidar regularmente los deberes en todas las facetas de la vida para dedicarse a la actividad sexual y tener fantasías sexuales frecuentes.

Por sí solos, muchos de estos signos son indicativos de comportamientos compulsivos que pueden no tener nada que ver con un deseo sexual elevado, pero sí con problemas psicológicos latentes que deben abordarse. Las causas de un deseo sexual elevado pueden incluir problemas de salud mental comunes y generalizados, como depresión, ansiedad y traumas no resueltos. Otras causas conocidas pueden incluir problemas mucho menos graves, como el aburrimiento y la falta de autoestima.

Sin embargo, hay causas mucho más graves que deben abordarse lo antes posible, una de ellas es tener una relación con una pareja que rechaza la intimidad o quiere tener menos relaciones sexuales que tú (hay una diferencia), o una incapacidad para expresar o procesar las emociones. Trabajar estos problemas con terapia, medicación prescrita o la práctica de pensamientos y acciones más decididos son formas eficaces de llegar a la raíz de un deseo sexual malsanamente alto.

Además, puedes remediar un deseo sexual elevado concertando una cita con un endocrino para que compruebe tus niveles hormonales. Incluso los cambios en la dieta han demostrado ser útiles. Evitando los afrodisíacos, puede disminuir la libido de forma natural si prefieres no hacerlo químicamente. Los afrodisíacos son alimentos, aromas y medicamentos que estimulan la excitación y la libido. Se dice que los afrodisíacos alimentarios más potentes son "el café, la remolacha, los espárragos, las alcachofas, el aguacate, el chocolate y la fresa" (Heston, 2023). Hay muchas alternativas a estos alimentos que aumentan la libido, y se recomiendan alimentos como el regaliz para contrarrestar el efecto de una libido más alta.

El impacto de los pensamientos sexuales

Los pensamientos sexuales son una parte importante de tener un deseo sexual elevado y, aunque son normales y naturales, pueden tener repercusiones duraderas en muchos ámbitos de la vida y viceversa. La religión, la espiritualidad y nuestras relaciones con los seres queridos desempeñan un papel importante en la formación de nuestras creencias y valores en torno a la sexualidad. Pueden ser exactamente lo que necesitamos para racionalizar y aceptar nuestros pensamientos sexuales, o pueden ser una gran fuente de vergüenza y culpabilidad por cómo percibimos nuestra propia sexualidad.

Lo primero que hay que entender sobre los pensamientos sexuales es que son una parte normal de la naturaleza humana. Es normal tener pensamientos sexuales "a menudo o sólo de vez en cuando" (Lyness, 2020), en realidad depende de una variedad de factores y proclividades personales, pero una cantidad "normal" se caracteriza típicamente por plantear interrupciones limitadas o nulas en la vida cotidiana.

Además, los pensamientos sexuales son un componente necesario para la atracción sexual; una manifestación mental de lo que nos impulsará a cumplir nuestro imperativo biológico de reproducirnos. Los componentes totales de la atracción sexual son nuestras emociones, nuestras reacciones corporales y, por supuesto, nuestros pensamientos. Una vez comprendido el hecho natural de los pensamientos sexuales, resulta más fácil evaluar el impacto que pueden tener nuestros pensamientos en áreas clave de la vida y viceversa.

Pensamientos sexuales y religión

La religión ofrece una perspectiva disciplinada de la sexualidad, no opresiva. Muchas de las prácticas religiosas más comunes hacen hincapié en la importancia de la pureza sexual y en el establecimiento de unos límites más acordes con la fé. Estos límites a menudo se interponen entre nosotros y una comprensión más profunda de nuestra sexualidad, pero no es en absoluto una buena idea descartar todos los límites que las actitudes y costumbres religiosas nos ayudan a establecer.

Prácticas como el pudor, la abstinencia o el celibato (al menos hasta el matrimonio) y una aprensión general a la exploración sexual pueden malinterpretarse como formas que disuaden a las personas de comprender su sexualidad, cuando eso no podría estar más lejos de la realidad. La monogamia es un elemento básico de las costumbres religiosas tradicionales por muchas razones sociales y económicas, así como por los beneficios estadísticos de criar a los hijos.

Sin embargo, una razón subestimada de la importancia de la monogamia es explorar con seguridad la sexualidad con una pareja a la que se ama y en la que se confía, y practicar actividades sexuales sanas y respetuosas que seguirán floreciendo mientras dure una unión estable.

A menudo existen connotaciones negativas que la religión vincula a los impulsos sexuales, como la sinonimia de la actividad sexual con la palabra "pecado" y la creencia islámica del shaytán, una entidad demoníaca que insta a un hombre y a una mujer a mantener relaciones sexuales fuera del matrimonio cuando se quedan solos. Esto puede llevar a sentimientos de culpa y vergüenza por la más mínima conjetura de un pensamiento sexual, pero esa no es la intención de la religión.

Tus sacerdotes, pastores, predicadores, imanes, kohens; tus líderes religiosos no quieren tu miedo o incomprensión del sexo. Su mensaje no es asustarte, sino advertirte. Como ya se ha comentado en capítulos anteriores, las adicciones al sexo y a la pornografía son una desafortunada realidad para muchas personas, incluidos los más devotos de entre nosotros.

En esas circunstancias difíciles, la religión ha demostrado ser una fuente de fortaleza para quienes la necesitan, no un motivo de vergüenza profunda. De hecho, la vergüenza y la culpa son la forma en que admitimos inconscientemente que estamos haciendo algo mal. Sentirse culpable por haber fallado a tus seres queridos bajo la atenta mirada de tu(s) Dios(es) es especialmente natural cuando tienes un problema identificable y sin resolver.

La fuerza más poderosa que la religión esgrime contra el mal es el amor. Amándonos a nosotros mismos y a los que nos rodean, cuidamos mejor de nosotros y de nuestros seres queridos. Por eso es importante perdonarse a uno mismo. Cualesquiera que sean los sentimientos que te hacen sentir indigno de lo que quieres, los mismos sentimientos que pueden hacer que te repliegues a un comportamiento impulsivo y a la búsqueda de comodidad, son sentimientos a los que hay que renunciar y sólo se puede hacer a través del perdón.

No podemos avanzar si no nos perdonamos a nosotros mismos por lo que nos frena. Cuando entiendas que Dios te perdona, comprenderás que nunca hubo una barrera entre tú y el perdón del yo. Dedica más tiempo a tu poder superior. Busca a Dios.

Las leyes de la atracción sexual

En la atracción sexual intervienen factores conscientes e inconscientes. A nivel bioquímico, las hormonas y las feromonas influyen en nuestra atracción sexual.

Por ejemplo, las copulinas son una potente feromona que contribuye a la atracción entre hombres y mujeres y que las mujeres segregan por la vagina. El olor de las copulina tiene un efecto subconsciente de excitación en los hombres. Resulta que la antihigiénica y breve moda viral del "vabbing" tiene una razón científica detrás.

El vabbing consiste en que una mujer se unte sus secreciones vaginales en los lugares donde se suele colocar el perfume, detrás de las orejas, en el cuello y en las muñecas, en un intento de aumentar su capacidad para atraer a los hombres. La copulina también es un ingrediente habitual en los perfumes, donde se mezcla con fragancias frescas y sustancias químicas seguras en lugar de con el sudor y otros fluidos corporales que se pueden limpiar con un hisopo vaginal.

Otro efecto feromonal de este tipo lo produce la androstenona, una feromona derivada de la testosterona que facilita la atracción entre mujeres y hombres. La androstenona es la más detectable en el sudor, el olor corporal y la orina, y los hombres tienen cantidades mucho mayores en su organismo que las mujeres. Hay un gen que parecen poseer algunas mujeres, probablemente menos que la mayoría, que hace que perciban la androstenona como un olor dulce, aunque las fuentes detectables de androstenona suelen oler amargas o rancias. Esto puede tener profundas implicaciones en la atracción y el comportamiento a nivel subconsciente.

Hay muchos más factores relacionados únicamente con el olor que facilitan la atracción. Esto también se observa en un estudio popularmente conocido como el "Estudio de las camisetas", que pretendía demostrar qué tipo de olores atraen a las mujeres hacia los hombres y por qué. El estudio consistió en que un gran grupo de mujeres olieran las camisetas usadas de varios hombres y determinaran cuáles les olían más.

Los resultados mostraron que las mujeres que se encontraban en el pico de fertilidad preferían los olores de hombres con altos niveles de testosterona. Además, existía una fuerte correlación entre el atractivo del olor y las diferencias en su complejo mayor de histocompatibilidad (CMH).

El CMH es un conjunto de genes relacionados con el sistema inmunitario. La Dra. Laura Berman, experta en relaciones, terapeuta sexual e invitada habitual a tertulias diurnas, ha descubierto que buscamos inconscientemente una pareja que tenga un sistema inmunitario distinto al nuestro "porque eso ayuda a la supervivencia de nuestra descendencia" (Berman, 2009).

Hace tiempo que se ha observado que la medicación anticonceptiva tiene efectos adversos sobre la sexualidad, las hormonas, el estado de ánimo, el comportamiento y mucho más de la mujer. Así ocurre con la atracción de la mujer por hombres con un CMH diferente. El estudio de la camiseta descubrió que las mujeres que tomaban anticonceptivos se sentían más atraídas por hombres con un MHC similar, lo cual es un hecho antinatural. Las consecuencias de esta situación son nefastas para las relaciones duraderas: mayores tasas de infertilidad, discordia conyugal e infidelidad.

¿Y qué hay de nuestros otros sentidos? El tono de voz también tiene un efecto demostrado en la atracción entre hombres y mujeres. La revista Journal of Cultural and Evolutionary Psychology publicó un estudio sobre el tono de voz de las mujeres en respuesta a los hombres que encuentran atractivos. Su estudio descubrió que "las mujeres tendían a hablar con un tono de voz más alto a la cara que encontraban más atractiva" (Fraccaro, 2011), lo que funciona como una forma de reducir la cantidad de esfuerzo de apareamiento que hacen las mujeres a la hora de atraer o retener a los hombres que desean.

Esta conveniente faceta de la naturaleza está respaldada por otras investigaciones que descubrieron que los hombres se sienten más atraídos por las mujeres con una voz más aguda, mientras que las mujeres se sienten atraídas por los hombres con una voz más grave. Esto se debe a que son signos de altos niveles de estrógeno en las mujeres y de testosterona en los hombres.

En cuanto a la vista, puede imaginarse de cuántas maneras puede afectar este sentido a la atracción. Hay estudios sobre las estructuras faciales ideales o más atractivas, incluida la simetría facial, pero sería más útil centrarse en factores susceptibles de atracción, como el vello facial. Resulta que hay una cantidad "correcta" de vello facial para atraer a la mayoría de las mujeres, al menos según los estándares occidentales.

Un estudio australiano profundiza en los matices sociosexuales del vello facial y concluye que las mujeres prefieren una "barba incipiente" (Freeman, 2013). Sin embargo, los distintos niveles de vello facial se asocian a diferentes motivos de atracción distintos del atractivo físico, como la barba poblada, que se asocia a la paternidad o a una mayor probabilidad de proteger e invertir en la descendencia. Podría tratarse de una percepción cultural, ya que los hombres mayores suelen llevar barba poblada, y cualquier joven con barba poblada está emulando una apariencia de madurez y paternidad.

En última instancia, todos los factores que intervienen en la atracción tienen una base evolutiva. Desde los factores biológicos que evalúan la compatibilidad hormonal hasta las preferencias físicas, las diferencias cosméticas y los significantes que se perciben conscientemente; la atracción sexual tiene sus raíces fundamentalmente en la reproducción. Los hombres se sienten atraídos por las curvas de una mujer porque las curvas son un claro indicador de fertilidad y buena salud, los dos factores más importantes de la atracción entre hombres y mujeres en el subconsciente de un hombre.

Las curvas femeninas se evalúan por su relación cintura-cadera (WHR). Las mujeres que tienen un WHR bajo (cintura pequeña, caderas grandes) entre 0,67 y 0,8 (siendo 0,7 el ideal) en la escala WHR "son más fecundas, menos propensas a enfermedades crónicas y (en la mayoría de las culturas) se consideran más atractivas" (Cashdan, 2008).

No obstante, es importante señalar que la preferencia individual por la atracción sexual puede variar enormemente en función de las influencias culturales y las experiencias personales. Aunque estos factores aportan conocimientos sobre la ciencia que subyace a la atracción, no abarcan la totalidad de las relaciones humanas o las conexiones personales que se forman entre los individuos. Esa parte depende enteramente de ti y de los tuyos.

Cómo atraer a mujeres hermosas y femeninas

Atraer a mujeres hermosas y femeninas no tiene una fórmula única, pero hay ciertas cualidades y acciones que pueden ayudar a crear la impresión que quieres dejar. La confianza es clave en cualquier interacción, ya que demuestra que crees en ti mismo y en tu valía.

La confianza es la marca de un líder, un hombre al que una mujer seguiría al infierno sin miedo a quemarse. La confianza es la sonrisa genuina que llevas y que dice a todos los que te rodean que, por la gracia de tu presencia, todo irá bien.

Para desarrollar tu confianza, hay que desarrollar el yo. Comprende que la confianza es una torre. Sin unos cimientos sólidos, puede derrumbarse por sí sola. Unos cimientos sólidos son el resultado de un crecimiento personal constante, con raíces profundas que se extienden en muchas direcciones.

Esto significa lograr el crecimiento personal mediante el desarrollo de tus habilidades en tu campo de trabajo y el dominio de tus aficiones. Adquiere un conocimiento más profundo de tus intereses y del mundo que te rodea; aprovecha cualquier oportunidad para aprender y ampliar tu perspectiva.

Tu mundanalidad en ciernes no sólo se reflejará en tu forma de andar, hablar y pensar, sino también en cómo empleas tu tiempo, algo que las mujeres notan. Esto no quiere decir que las mujeres se sienten a evaluar cómo pasas cada hora del día, pero una mujer puede darse cuenta cuando un hombre no respeta su propio tiempo. Esto es para advertirte de que demasiado tiempo libre puede transformarse fácilmente en necesidad, que las mujeres (y los hombres) pueden oler a kilómetros de distancia.

La necesidad se caracteriza por comportamientos desesperados que sólo perjudicarán tus posibilidades de atraer a una bella mujer femenina. Cosas como llamar o enviar mensajes de texto a una mujer varias veces sin obtener respuesta, esforzarse demasiado por ser inteligente o gracioso, tejer mentiras solo para impresionar a una mujer o esquivar las críticas, hacer todo lo posible para evitar el riesgo de rechazo e incluso albergar resentimiento hacia las mujeres al creer que están por debajo de ti están asociadas con la necesidad.

El tipo de mujer que tolera la necesidad es probable que también sea necesitada. Ser el tipo de hombre que miente a las mujeres para obtener sexo o que expresa opiniones misóginas puede atraer a una mujer con una disposición similar, una mujer que le mentirá para obtener beneficios personales y que expresará opiniones misóginas.

Por el contrario, un hombre que es honesto acerca de lo que quiere, y expresa un cuidado genuino por las mujeres que busca, seguramente atraerá a una mujer honesta con una gran capacidad para el cuidado genuino. Es cierto lo que dicen: atraes lo que eres. Tómate ese viejo adagio como un consuelo o una advertencia, dependiendo de quién seas. Esta teoría de la atracción se conoce como "efecto surtido" (Manson, 2023), y tiene mucho más peso que la teoría de los polos opuestos se atraen.

El efecto de surtido, también conocido como surtido activo, es la teoría según la cual las personas prefieren aparearse con quienes son similares a ellas, una preferencia por la similitud entre ellas y su pareja.

El profesor David Watson, psicólogo de la personalidad, observó que "las mujeres valoran más las características deseables de la personalidad" (Watson, 2013), y señalan que la concienciación y la amabilidad son más deseables en los hombres. El resto de similitudes más deseadas son la inteligencia, la estabilidad emocional y el atractivo físico.

Sin embargo, los participantes en el estudio deseaban parejas más atractivas físicamente y más agradables que ellos. Las orientaciones religiosas y políticas también eran similitudes positivamente deseadas, pero menos que las otras.

No obstante, cabe señalar que la religión y la política son factores innegables a la hora de atraer a la mujer adecuada. Quizá te preguntes si las similitudes deseadas acaban coincidiendo con las reales en las relaciones. Resulta que las parejas del estudio tenían similitudes deseadas y reales muy parecidas, y cada uno de los factores mencionados desempeñaba el papel importante.

Puede que esto no sea representativo de todas las relaciones duraderas con éxito, y las similitudes -ya sean superficiales o intrínsecamente profundas- no garantizan la atracción. Sin embargo, determinar tus valores y sacarlos a la superficie sólo aumenta tus posibilidades de llamar la atención de la mujer adecuada.

La búsqueda activa de una bella mujer femenina requiere algo más que la profundidad de tu carácter. La gente siempre juzga un libro por su portada, es natural. Es cierto que las apariencias externas suelen reflejar el interior, pero no siempre es así. Y una buena portada no se limita a sus bonitas imágenes y su elegante tipografía, sino que también incluye una reseña impactante.

Cuidar tu aspecto manteniendo la limpieza y vistiendo bien es lo mínimo que puedes hacer para causar una impresión positiva. Hay muchas maneras de que hombres y mujeres resulten físicamente más atractivos para los demás. La forma física, los cosméticos, la moda, el aseo, etc.

Desarrollar un físico que presuma de rasgos fuertes como hombros anchos, bíceps firmes y piernas que no se descuidan por completo en el gimnasio es una forma segura no sólo de construir un aura de confianza seductora y tranquilizadora, sino también de parecer una fuerza fiable.

Los cosméticos son una forma estupenda de realzar tus mejores rasgos y refrescar tu porte. No temas, esto no es una recomendación de las marcas de maquillaje de Jaden Smith o Harry Styles, sino una sugerencia de que una rutina de cuidado de la piel adecuada puede marcar la diferencia entre atraer a una mujer y ahuyentarla. ¿Cómo esperas que una mujer quiera acariciarte la mejilla si tienes la cara grasienta? ¿Por qué querría besar unos labios secos? ¿Querrías que una mujer te pasara las manos por el pelo si el pronóstico anuncia nieve? Los champús, acondicionadores, jabones, lociones para después del afeitado y colonias adecuados te mantendrán fresco y apetecible.

Seas quien seas, siempre será cierto que la ropa hace al hombre. Un traje elegante anuncia el poder, la autoridad y la clase que se asocian a lo que hace que la masculinidad resulte atractiva para las mujeres. Unos vaqueros o unos caquis adecuados con una camisa o un jersey apropiados pueden acentuar las proporciones de tu cuerpo, que merecen más atención de la que permiten unas prendas mal ajustadas.

Las apariencias pueden ser engañosas, pero también una expresión mucho más profunda del carácter. Por importante que sea ver más allá de las apariencias y profundizar en el carácter de una persona, a menudo puede influir en quién es y en lo diferente que puede ser su experiencia vivida de la tuya.

Una mujer hermosa y femenina es muy codiciada. La mayoría de los hombres que conozca la desearán y muchos de esos hombres intentarán conseguirla. Esto hace que algunas mujeres sean especialmente desafiantes, cautelosas y menos disponibles de lo que esperabas. A las mujeres les encantan los hombres que escuchan, así que si una mujer hermosa y femenina te habla cada vez más, es probable que te esté comunicando cómo conseguir que ella se interese más en ti, estableciendo una conexión emocional más fuerte, calibrando la compatibilidad, o todo (o nada) de lo anterior.

Si es esto último, definitivamente no es la indicada. Hacer suposiciones sobre su naturaleza sólo filtrará la verdad a través de tu interpretación, por eso es importante comprender su realidad antes de sacar conclusiones sobre ella o comprometerte con ella. En cualquier caso, es una oportunidad para tomarte tu tiempo y conocerla, aprender a tratarla, despertar sus intereses y comprender mejor qué tipo de vida lleva y cómo podrías encajar tú en ella.

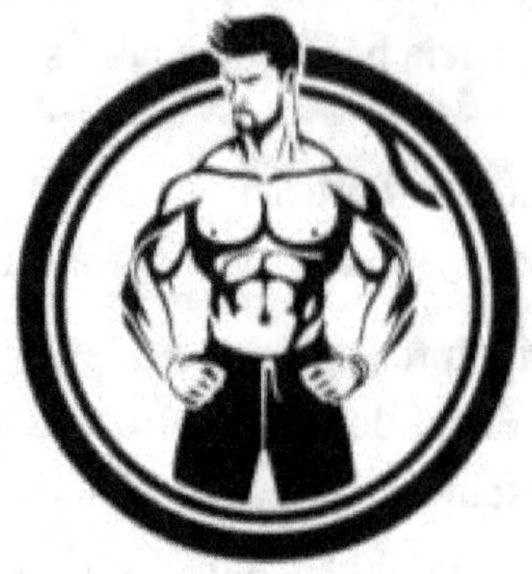

Capítulo 7

Energía vital, ejercicios y confianza

Nuestra energía es un jardín que hay que cuidar a lo largo del día. La necesitamos para hacer literalmente cualquier cosa, y la cantidad adecuada de energía determina si lo hacemos rápido o lo hacemos bien... o si nos molestamos en hacerlo.

Los niveles de energía se ven afectados por numerosos factores diarios como la nutrición, el ejercicio, la actividad, el estrés, el sueño y muchos más. Aprender cómo influye cada factor en ti y en tus niveles de energía puede ayudarte a conseguir el impulso que necesitas.

Lo primero que hay que evitar es la masturbación. Si todas las demás razones para practicar la retención de semen no son suficientes, al menos utilízalas como excusa para moderar tus niveles de energía. Se supone que el semen contiene mucha energía. La ciencia que hay detrás de la reabsorción del semen concluye que no podemos ganar energía cuando se reabsorbe el semen almacenado, pero la expulsión del semen y los actos asociados a la liberación del semen consumen energía.

La energía mental, la testosterona e incluso las calorías se consumen o se pierden con los orgasmos. La resaca del orgasmo es un fenómeno muy real que manda a los hombres a dormir después de un orgasmo, y ahí es justo donde empieza. Como se ha explicado anteriormente, la prolactina se libera en el cuerpo después de un orgasmo. Esta hormona tiene el efecto añadido de disminuir el impulso mental, la concentración, el estado de alerta y la energía, lo cual no suena tan mal si estos efectos sólo persisten durante un breve periodo de tiempo y la persona afectada puede funcionar en un grado adecuado a pesar de todo.

Sin embargo, para aquellos de nosotros que no somos el Capitán Steve Rogers, estos efectos podrían causar un grave detrimento de nuestra productividad, y después de un período de masturbación habitual, sentirse un poco cansado puede convertirse en un aturdimiento perpetuo que arrastra los nudillos.

La masturbación es un arma de doble filo. Aunque a veces puede aliviar el estrés liberando las hormonas necesarias para ello, también libera las hormonas que suelen asociarse al estrés, como la prolactina, lo que demuestra a nivel médico que la masturbación no es una forma eficaz de hacer frente a la falta de energía, la infelicidad o el estrés.

Los niveles de energía y de estrés también están relacionados. Para controlar el estrés de forma eficaz, las técnicas de relajación son mucho más efectivas que las explosiones momentáneas y fugaces de alivio. Prácticas como los ejercicios de respiración profunda, la meditación o el yoga pueden ayudar a reducir el estrés y promover la relajación. La mente gobierna nuestros niveles de energía tanto como nuestro cuerpo, por lo que estas técnicas de relajación y muchas otras que promueven la atención plena son métodos clave para mantener óptimos tus niveles de energía.

No se puede descartar la importancia de la actividad física en forma de ejercicio regular. En pocas palabras, el ejercicio aumenta el flujo sanguíneo y favorece la liberación de endorfinas en nuestro organismo, lo que incrementa de forma natural nuestros niveles de energía. También es la forma más fiable de trabajar los sentimientos negativos inducidos por el estrés.

Las actividades que mejoran el estado de ánimo también son útiles para aumentar la energía, ya que te dan ganas de hacer más cosas y te hacen sentir que puedes lograrlo. Lo ideal es excluir los hábitos poco saludables, muchos de los cuales tienen un impacto negativo demostrado en los niveles de energía. Fumar, beber alcohol y darse un capricho con alimentos ricos en grasas, azúcar y sal pueden mejorar el estado de ánimo momentáneamente. Sin embargo, los efectos a largo plazo del consumo de estos vicios sólo van a agotar su energía con el tiempo. Dejar de fumar no sólo mejora la salud en general, sino que también aumenta la capacidad pulmonar y el aporte de oxígeno a todo el cuerpo, lo que se traduce en un aumento de la energía. Reducir el consumo de alcohol puede repercutir positivamente en sus niveles de energía, ya que la ingesta excesiva de alcohol altera los patrones normales de sueño y provoca deshidratación.

Las elecciones dietéticas también desempeñan un papel fundamental a la hora de mantener altos los niveles de energía. Consumir alimentos con un índice glucémico bajo ayuda a regular los niveles de azúcar en sangre, evitando los bajones repentinos de energía. Una dieta de bajo índice glucémico consiste en "alimentos menos propensos a elevar los niveles de azúcar en sangre" (Mayo Clinic, 2022).

Otros objetivos de esta dieta son perder peso y controlar la diabetes. La importancia de evitar un pico de azúcar en sangre no radica en el pico, sino en el posterior descenso de energía. El cuerpo reconoce el contraste entre una energía elevada y una caída repentina como letargo, cansancio, pereza y unas ganas irrefrenables de quedarse dormido en lugares inéditos (un aula bulliciosa o al otro lado de la mesa de su jefe).

Hay muchos alimentos con un índice glucémico bajo, como los cereales integrales. Comer salvado, cereales, pan integral y avena al principio del día puede evitar un bajón de energía al mediodía. Las proteínas también son una gran fuente de energía sostenible, especialmente los huevos y las grasas saludables como los frutos secos y el pescado. Cuanto menos procesadas, mejor.

No hay que excluir el azúcar de la dieta, sino sustituirlo por alternativas adecuadas. En lugar de chocolate o caramelos como tentempié, o cereales azucarados en el desayuno, come fruta para obtener ese necesario impulso de energía. Comer mucha fruta puede disparar tus niveles de energía, pero una cantidad moderada (que sigue siendo mucho mayor que un caramelo) no provocará un bajón repentino.

Además, limitar la ingesta de cafeína procedente de fuentes como el café o el té puede evitar las caídas relacionadas con la dependencia. Mantenerse hidratado bebiendo suficiente agua a lo largo del día es esencial para el funcionamiento general del organismo, incluidas las funciones que ayudan a regular la energía.

Desintoxicación de dopamina

La desintoxicación de dopamina, también conocida como ayuno de dopamina, es una práctica destinada a restablecer y reequilibrar la sensibilidad del cerebro. La dopamina es un neurotransmisor que desempeña un papel crucial en el sistema de recompensa y placer de nuestro cerebro. La exposición excesiva a estímulos como las redes sociales, los videojuegos, las drogas, la masturbación, los atracones y el juego pueden provocar un desequilibrio en los niveles de dopamina.

Una desintoxicación dopaminérgica implica hacer pausas intencionadas de las actividades que desencadenan altos niveles de liberación de dopamina, pausas que pueden durar desde unas pocas horas al día hasta semanas, dependiendo de su compromiso y de los límites de su fuerza de voluntad. Al evitar temporalmente estos estímulos, puede reducir su dependencia de ellos, lo que a su vez facilita su capacidad para recuperar el control sobre sus impulsos y comportamientos.

El concepto de desintoxicación de dopamina fue acuñado originalmente por Greg Kamphuis, un hombre que inició "El desafío de la dopamina" (Samuel, 2019) en 2016. Se convirtió en una tendencia en Reddit, donde invitó a otros a unirse a su ayuno de un mes para dejar de consumir drogas recreativas y fumar, consumir alcohol, grasas procesadas y azúcar, cafeína y ver televisión y porno. En su ayuno también señaló que elegiría deliberadamente cuándo comer, cuánto gastar en compras y se autoimpuso límites en su actividad en las redes sociales.

La desintoxicación de dopamina fue popularizada más tarde por el Dr. Cameron Sepah, un psicólogo clínico conocido por su trabajo en intervenciones de salud mental digital. Su artículo viral de 2019, Dopamine Fasting 2.0, describe la desintoxicación de dopamina como un método científicamente probado para desvincularse de las actividades impulsivas de búsqueda de placer y recuperar la flexibilidad conductual.

El Dr. Sepah define la desintoxicación dopaminérgica de forma diferente a como se suele entender, centrándose en los comportamientos menos saludables en lugar de en cualquier cosa que pueda inspirar una pizca de alegría. Si no has conseguido abandonar o reducir un determinado comportamiento, y dicho comportamiento te está causando graves perjuicios en su vida social y profesional, ése es el comportamiento que debe desintoxicarse.

Según el Dr. Sepah, hay seis comportamientos compulsivos en total que pueden necesitar una desintoxicación dependiendo de tu relación con ellos. Estos seis comportamientos son los que cabría esperar: uso excesivo de porno, uso de internet, atracones, compras, apuestas y consumo de drogas; todos los golpes, todos los grandes. El Dr. Sepah emplea métodos en su desintoxicación de la dopamina que incluyen técnicas utilizadas en la terapia cognitivo-conductual (TCC), que se considera un método altamente eficaz de la terapia.

El surfing de los impulsos es una técnica de TCC que anima a las personas a sentarse con sus impulsos y evitar ceder ante ellos. Al igual que la regla de la nada, esta técnica consiste en abstenerse de actuar ante los impulsos y permitirse sentirlos.

La desintoxicación de dopamina se considera erróneamente una moda o una tendencia sin pruebas que la respalden. El propio nombre se malinterpreta como una privación total de dopamina, cuando no es así ni es posible hacerlo. El cuerpo produce dopamina de forma natural, mientras la comida sepa bien o al menos se pueda convertir en energía, y podamos dormir durante más de unos minutos o incluso tener un pensamiento feliz cruzando nuestra mente; la dopamina no se puede evitar o agotar por completo. La desintoxicación de dopamina es sólo un nombre para una práctica que realmente puede ayudarte a recuperar el control de ti mismo y a encontrar formas más saludables de sentirte mejor.

Entonces, ¿cómo es el proceso paso a paso? ¿Cómo funciona y cuándo empieza a surtir efecto? En primer lugar, debes saber a qué te enfrentas y determinar qué ventajas tiene para ti. Los primeros días de la desintoxicación dopaminérgica serán dolorosos, eso no se puede evitar, pero entender por qué ocurre hace que el dolor sea más fácil de soportar.

Cuando levantas pesas o haces ejercicio, ya sabes que sentirte dolorido después es natural y de esperar. Esto se debe a que sabes que tus músculos se están reconstruyendo para ser aún más fuertes que antes. Cuando tus niveles de dopamina caen por debajo de lo normal después de tanto tiempo cerca de su punto máximo, se asemeja al dolor que sientes después de un entrenamiento. Te sentirás cansado, deprimido, menos capaz o motivado para estar activo, y te hará creer que el mero hecho de soportar esa angustia significa que mereces darte un capricho.

Por eso es importante tener en cuenta lo que te interesa. ¿Cuál es tu mayor vicio? ¿Cuánto te ha costado? Una vez que hayas determinado cuál es tu dosis de dopamina, reúne la determinación para dejar de engancharte a ella y haz que te resulte lo más fácil posible continuar. Tu yo del presente tendrá la mente más clara que tu yo de los primeros días de desintoxicación de dopamina. Eso significa que tu yo del presente tiene que ser lo suficientemente inteligente para ambos.

El primer paso es eliminar tus cuentas de juego, desconectarte de las redes sociales, desinstalar las aplicaciones y deshacerte también de las aplicaciones de juego. Compra un montón de alternativas saludables a los alimentos que te están haciendo engordar y enfermar más, encuentra una manera de bloquear el porno e identificar tus desencadenantes para saber qué evitar, mantente alejado de los sitios web que ya sabes que anuncian cosas que te gustaría comprar, y borra los números de teléfono, el historial de llamadas y el historial de mensajes de texto de cada enchufe, vendedor ambulante y traficante de drogas que conozcas. Haz lo que sea necesario contra el vicio que piensas dejar mientras aún estás lo suficientemente loco como para conseguirlo, hazlo para poner tanta distancia como puedas entre tu disminuido yo y las tentaciones de conformidad.

En segundo lugar, cúmplelo. Inténtalo durante una semana, y luego plantéate otra. Sólo hacen falta dos semanas para crear un hábito, para que lo nuevo se sienta normal. Después de romper los lazos con el vicio que te gustaba, te resultará mucho más fácil dedicarte a un pasatiempo mejor. La regla de la sustitución es que lo que se va se sustituye por algo mejor. Encuentre un pasatiempo productivo que te permita expresarte de forma creativa, que desafíe los límites de tu capacidad física o que ejercite tu cerebro. Aprender nuevas habilidades puede suponer un cambio en tu vida que no verás venir. Es una oportunidad para dedicarte a una forma de vida que te impulsará más allá de lo que esperas de ti mismo.

En tercer lugar, reflexiona. Cuando haya pasado algún tiempo -una semana, dos semanas, un mes, tres meses- reflexiona sobre los hitos. Es útil llevar un registro de cómo te sientes después de cada semana para comprobar la diferencia que está marcando la desintoxicación. Toma nota de tu capacidad de atención, de tu capacidad para concentrarte en el trabajo sin distraerte o tomarte un merecido descanso. Toma nota de los progresos que has hecho en proyectos y objetivos a largo plazo. Toma nota de los cambios físicos o de los ajustes en tu actitud, y del aumento de la resistencia y la fuerza de voluntad. Estos cambios se notan de golpe después de mucho tiempo o se notan poco a poco si se observan y se hace un seguimiento. A menos que sepa que puede seguir una desintoxicación de forma constante y no necesite más motivación de la que ya tiene, se recomienda reflexionar sobre cada medida de cambio a lo largo de una semana.

Por último, continúa durante más tiempo del previsto y repite la operación. Los beneficios que obtengas al cabo de una o dos semanas aumentarán si le dedicas más tiempo. En 90 días, tu estilo de vida girará en torno a tu mejora. Todo lo que hace falta es un esfuerzo consciente hacia lo que quieres. Si fracasas antes del tiempo previsto, puedes encontrar la manera de que el próximo intento sea aún más fácil, y habrá un próximo intento. Fracasar en la abstinencia de un comportamiento en múltiples ocasiones es un indicador de que necesitas seguir intentándolo. Establece un límite, pero intenta superarlo. Si fracasas, vuelve a intentarlo.

Ejercicios de autocontrol y atención plena

Desarrollar el autocontrol y ser más conscientes son ejercicios en sí mismos. Fortalecen nuestra mente y nuestro cuerpo frente a todo lo que nos amenaza, incluidos nosotros mismos. Lo que sentimos por nosotros mismos y lo que no comprendemos de nosotros mismos nos frenará si se lo permitimos.

Algunas batallas sólo pueden librarse en solitario. Eres tú contra las partes de ti mismo de las que puedes prescindir; ambas partes están en guerra por el control de tus acciones, pensamientos, creencias y estima cada día.

Practicar el autocontrol y la atención plena aplacará la tormentosa agitación interior. Puede cultivar una sensación de calma y concentración que nunca te defraudará y te conducirá a una vida equilibrada y armoniosa.

Una práctica eficaz es integrar la meditación en tu rutina. Si hay tiempo para hacer algo al día, sin duda hay tiempo para pensar. Tomarse un tiempo a lo largo del día para detenerse y despejar la mente es un primer paso para ser más consciente, pero eso no es todo.

La atención plena es la autoconciencia tranquilizadora que se consigue estando presente, un estado mental que te permite procesar tus pensamientos y acciones sin que ninguno de ellos pese demasiado sobre tus emociones. La atención plena es una cualidad humana innata que se ha olvidado a lo largo de los años de vida cotidiana, un estado mental natural que ha quedado enterrado bajo traumas, adicciones, comida chatarra o cualquier otra circunstancia desafiante.

Por eso la atención plena puede cultivarse de forma natural, mediante pequeñas cosas sencillas como sentarse, levantarse, caminar o tumbarse boca arriba. Estas pequeñas cosas sencillas también son modos de meditación cuando se hacen con la única intención de estar donde estás.

La forma correcta de meditar es estar dentro de uno mismo, no escapar de uno mismo. Sé consciente de cómo está colocado tu cuerpo cuando meditas, asegurándote de que tu cuerpo representa una base estable con la parte superior del cuerpo enderezada. Presta mucha atención a tu respiración. Inhala profundamente y exhala largamente hasta que la respiración se vuelva natural y consciente. Deja que tus pensamientos vayan y vengan sin juzgarlos, sin centrarte en lo que significan ni en lo que deberías hacer al respecto. Simplemente existe en el silencio pacífico de tu mente.

La atención plena también puede practicarse a través de actividades físicas como el ejercicio, los deportes, la gimnasia y, por supuesto, el yoga. Estas actividades ponen la mente en una zona diferente, en la que la atención se canaliza hacia el desarrollo de la destreza en lugar de hacia la quietud. Aunque la concentración decaiga durante la actividad física, la mente sigue entrenándose junto con el cuerpo para desarrollar una resistencia al esfuerzo físico y mental.

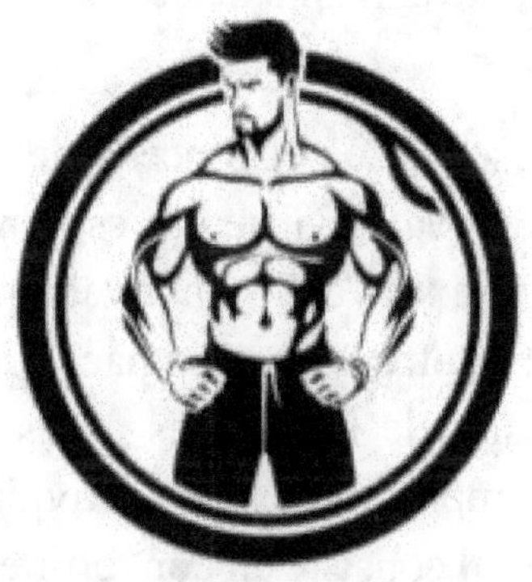

Capítulo 8

Transmutar tu energía sexual

La energía sexual se percibe en nuestras respuestas físicas y emocionales a estímulos internos y externos. Nuestros propios pensamientos pueden excitarnos tanto como los medios de comunicación explícitos, sus desencadenantes asociados, las personas que vemos en público con cierto atractivo o la compañía de un amigo especial.

Esa sensación de querer llevar a la práctica tus deseos, desde entablar una conversación hasta mejorarte a ti mismo con la intención añadida de resultar más atractivo a los demás, esa sensación innata de motivación desconcertante es energía sexual.

Esta energía puede manifestarse de muchas maneras. Se puede llevar en la ropa, manifestando nuestro deseo de llamar la atención. Puede manifestarse en nuestras acciones, por la necesidad de conseguir algo. Puede revelarse en nuestros pensamientos, manifestando un mayor nivel de creatividad e inspiración. Lo máximo que pretende manifestar la energía sexual es un medio de satisfacción.

Dependiendo de con qué te conformes como satisfacción, la energía sexual podría manifestar problemas. E incluso si tus apetitos sexuales son sanos, siempre existe el riesgo de dedicar demasiada energía sexual a la satisfacción.

La transmutación sexual es el proceso de transformar esa energía sexual en energía creativa, invirtiendo esa energía en algo más que satisfacción sexual y extrayendo motivación de otras fuentes. La energía creativa es la motivación para hacer, aprender, crear y crecer con el simple propósito de hacer esas cosas. Confiamos en nuestra energía creativa para impulsarnos hacia actividades que nos apasionan. La transmutación sexual consiste en convertir esa energía impulsora de un deseo de satisfacción sexual en una pasión por el trabajo que quieres o necesitas hacer.

La transmutación sexual marca la diferencia entre el deseo y la fuerza de voluntad, los dos factores más importantes para conseguir cualquier cosa. La teoría que preside la transmutación sexual consiste en tratar los esfuerzos importantes y las búsquedas notables con el mismo fervor hambriento que uno puede tener hacia sus impulsos físicos.

Dicen que un adicto al crack buscará una piedra sin parar durante días seguidos, sin apenas tomarse un respiro, sin parar hasta que pueda colocarse de nuevo. Imagina que ese mismo drogadicto estuviera trabajando para obtener un título de medicina, o para aumentar diez centímetros sus bíceps, o para escribir un libro, y que el colocón que persiguiera fuera un trabajo bien hecho en lugar de un colocón.

La transmutación sexual ayuda a aliviar la compulsión de buscar gratificaciones a corto plazo y fomenta la propensión innata a disfrutar del proceso de construir y ganar. Mediante la transmutación sexual, puedes desarrollar la mentalidad que te garantizará un acceso más rápido a una vida mejor.

La transmutación sexual funciona de forma muy parecida a la retención de semen, en el sentido de que muchos de los supuestos beneficios están respaldados por pruebas científicas. La búsqueda frecuente de placer y la actividad rica en dopamina pueden provocar letargo, un agotamiento de la sensación de motivación y adicción, y cada una de estas consecuencias produce aún más problemas a largo plazo. Esto es un hecho. La transmutación sexual es un método recontextualizado de retención del semen, no sólo en su práctica de la disciplina sexual, sino también en lo que uno puede ganar o evitar con su práctica.

Otro beneficio de la transmutación sexual es la mejora de la gratificación sexual. Sí, esperar lo mejora. Complacerse sexualmente con demasiada frecuencia tiene muchos de los mismos riesgos que la adicción a la pornografía; disfunción eréctil, disminución de la libido y las horribles implicaciones de necesitar más estímulos de lo habitual para excitarse.

En el contexto de la transmutación sexual, son características de la baja energía sexual como resultado directo de gastarla en pornografía, masturbación y conductas sexuales de riesgo. Se ha demostrado que la disfunción eréctil es un problema psicológico, así como una condición física causada por lesiones o enfermedades, la vejez y el uso excesivo.

Cuando se malgasta la energía sexual, expulsándola hacia un tejido o una pareja muy temporal, se agota toda una fuente de motivación e impulso. Esa energía ya no puede utilizarse para una gratificación sexual que merezca la pena ni transmutarse en energía creativa. Sólo conduce a desear más que antes.

Entonces, ¿cómo se transmuta la energía sexual en energía creativa? Existen muchos métodos para lograr la transmutación sexual y cosechar sus beneficios poco después. La primera faceta que debe comprenderse es que "la energía sexual no puede crearse ni destruirse" (Mateo, 2022).

Al igual que los deseos y sentimientos sexuales, la energía sexual no debe ignorarse ni reprimirse, sino canalizarse. Comprende que está bien sentir impulsos sexuales y, sobre todo, que está bien no hacer nada al respecto. Siéntate con ellos. Puedes meditar sobre ellos o reflexionar sobre estos sentimientos si deseas buscar una comprensión más profunda de los mismos, pero principalmente sentir tus impulsos sexuales hasta que pasen es la forma más saludable de calmarlos.

No es un derroche de energía. Cuando sucumbes a tus ansias sexuales, las alimentas, pero cuando aceptas que es un orgullo prescindir de ellas, no te sentirás como si lo estuvieras haciendo. Después de unos días de estar sentado con tus ansias insoportables, esas ansias no serán tan insoportables y te sentirás impulsado a satisfacerte de mejores maneras. Esa sensación de querer perseguir intereses más profundos, o de querer averiguar cuáles son esos intereses, es la sensación de tu energía sexual transmutándose en energía creativa.

Para aprovechar al máximo esta transmutación, debes visualizar lo que quieres manifestar con tu energía creativa. Pregúntate, ¿qué quieres crear? ¿Construir, hacer, mejorar? Incluso puedes plantearte qué quieres comprar. El duro trabajo que dedicas a conseguir tus deseos más profundos vale más que la recompensa, que es difícil de percibir hasta que los has conseguido. Es una prueba de la determinación de tu carácter, de que has convertido tu hambre en combustible y te has propuesto hacer algo con ella.

Después de todo lo que venga de tus esfuerzos, ya sea dinero, reconocimiento, nuevas habilidades o mejores circunstancias, no te quedará otro sentimiento que la satisfacción que proviene del logro. Practica la gratitud por lo que tienes ahora para poder aceptar con gracia lo que está por venir. Desarrollar tu sentido de la gratitud hará que te resulte más fácil darte cuenta de tus progresos y apreciar cada pequeño paso hacia el dominio de ti mismo.

La transmutación sexual también tiene una base cultural, su concepto central se entrelaza con creencias tradicionales y prácticas espirituales vistas en todo el mundo. Una de ellas procede de la práctica hindú del Bhakti, el culto devocional a la Divinidad.

La filosofía Bhakti afirma que "la naturaleza innata de todos los seres es amar un objeto externo" (Sivananda, 2023), y que necesitamos que nos enseñen a amar desde dentro. Eso comienza con el amor a lo Divino, a la presencia de Dios y a las deidades más elevadas que residen en todos los seres vivos, incluido el yo.

Los placeres terrenales y las emociones que los inspiran encadenan el alma, nuestro Jiva, al eterno ciclo de muerte y renacimiento, el samsara, un ciclo que nos empuja a repetir los hábitos que nos entorpecen y a morir antes de averiguar cómo superarlos.

La práctica del Bhakti es uno de los caminos fundamentales hacia moksha, un poderoso estado mental que libera al alma misma del samsara, trascendiendo los pesados límites de los placeres terrenales y las emociones que exacerban su precio.

El bhakti yoga no se practica con posturas, a pesar de lo que sugiere su nombre. Se trata de una práctica que implica desarrollar la mente consciente para sentir emociones con un propósito intencionado, y "cultivar un espíritu de amor incondicional" (Hullett, 2021).

Kirtan es el canto devocional, y Japa es la repetición de mantras, siendo ambas formas fundamentales de practicar Bhakti. El Kirtan y el Japa tienen sus propios cantos y mantras, respectivamente. Uno de los mantras de la Japa es el clásico y comúnmente conocido "namaste", que significa "me inclino ante ti", una simple expresión de devoción a un poder superior.

Sin embargo, para individuos más seculares, otro mantra Japa que será más adecuado es "Om namah shivaya", que significa "Me inclino ante el Ser". Decir estos mantras en inglés o mantras completamente diferentes que transmitan sentimientos similares son buenas opciones.

Practicar Bhakti cuando tus impulsos sexuales empiezan a apoderarse de ti es una forma de iniciar la transmutación sexual. Cuando repites un mantra que afirma tus intenciones emocionales y tus valores fundamentales, estás transmutando la energía sexual en energía espiritual, que es un factor crucial para desarrollar una conciencia superior y un alma sin cargas.

Por supuesto, esto es hablar en términos espirituales, pero en términos lógicos, esta teoría tiene aún más sentido. Cantar un mantra en meditación mientras tus ansias te gritan es una forma eficaz de controlar el comportamiento impulsivo y afinar la disciplina. El Japa del Bhakti es esencialmente una práctica meditativa que pretende volver a centrar la mente recordándole constantemente lo que es más importante.

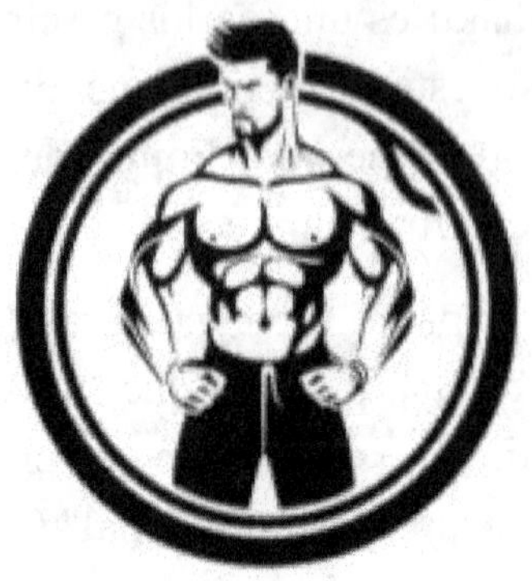

Capítulo 9

Tu reto de 30-60-90 días de retención de semen

Desafiarte a ti mismo es la clave para liberar todo tu potencial y experimentar un crecimiento personal como nunca antes. Todas las formas de resistencia en la vida son un reto. Subir las escaleras en vez de coger el ascensor es un reto para tu forma física y tu compromiso con ella. El peso aplastante de las expectativas que tienes de ti mismo es un reto para tu carácter. Un día especialmente malo es un reto para tu fortaleza mental, y así sucesivamente.

En todas las facetas de la vida, serás desafiado, y aquellos que sean incapaces de estar a la altura de esos desafíos fracasarán en los escenarios en los que se desenvuelvan. No hay nadie en el mundo que pueda presentarte un reto mayor que tú mismo. Tú eres el arquitecto de tu propio diseño, el narrador de tu propia historia; las mayores influencias en tu vida vienen determinadas por quién o qué decides creer, lo que significa que quién eres y lo que sabes depende en última instancia de ti y de la seriedad con la que te tomas tu carácter.

Cuando no alcanzas las expectativas que tenías de ti mismo, es en esas áreas donde más debes desafiarte. Al salir de tu zona de confort y enfrentarte a tus miedos, dudas y ansiedades, poco a poco te condicionas a la incomodidad de desafiarte a ti mismo.

No cabe duda de que eliminar tus puntos débiles enfrentándote a ellos es un proceso a menudo difícil, frustrante y doloroso, por eso es importante empezar poco a poco. Acostúmbrate a esforzarte un poco más de lo habitual, a alejarte de las cosas que te gustan demasiado durante un poco más de tiempo del habitual o a dedicar unos minutos más de lo habitual a una actividad productiva.

Hay muchos retos entre los que elegir. Sube de nivel en una nueva afición, aprende una habilidad y, al hacerlo, domina tus impulsos. Con pequeños pero constantes esfuerzos, puedes vencerlos a diario.

Los profundos beneficios de practicar la retención del semen incluyen un firme dominio sobre los impulsos sexuales, que es un desafío común pero difícil. Sin embargo, para aquellos que ya practican la retención de semen o que ya se jactan de un disciplinado dominio sobre los impulsos sexuales, y cualquiera que busque un desafío que los moldee, consideran probar NoFap durante 30 días, luego 60, luego 90.

NoFap es más que una comunidad y una práctica de retención de semen. NoFap es una experiencia que presenta un reto que pocos hombres pueden superar, un reto que enseña, revela, humilla, fortalece e ilumina. La retención de semen es la práctica de evitar la eyaculación, que no excluye por completo la actividad sexual, mientras que NoFap sí lo hace. Cero actividad sexual es lo que distingue a NoFap de la mayoría de las otras prácticas de retención de semen porque es, por su definición, una negación o supresión de los impulsos físicos naturales.

Algunos pueden preferir adoptar prácticas sexuales seguras y conscientes que producen beneficios similares a la abstinencia sexual, pero hay impresionantes beneficios que cosechar de la abstinencia sexual prescrita por NoFap. El plazo típico para NoFap es abstenerse de masturbarse o ver porno durante 30 días. Antes de que haya pasado ni un tercio de ese tiempo, la mente y el cuerpo sufrirán cambios drásticos, desde beneficios que no se notarán hasta mucho después hasta una medida de sufrimiento que probablemente será lo peor de todo.

Algunas personas van más allá y se retan a sí mismas a completar otros 30 días. Intentar NoFap durante 60 días es poco común, probablemente porque es bastante fácil afirmar que has dominado la disciplina después de unos rápidos 30 días. Sin embargo, hacer NoFap durante 60 días multiplica los beneficios de hacerlo durante 30. Los miembros y practicantes de NoFap presumen de enormes diferencias entre lo que eran antes y después de 60 días, y muchos de sus testimonios ofrecen una cura a comportamientos idiosincrásicos obstaculizadores.

El plazo más raro es el que supera los 90 días, lo que, como es lógico, multiplica los beneficios de 30 y 60 días de NoFap. Lograr 90 días de NoFap convertirá oficialmente la evitación del porno y la abstinencia masturbatoria en una pequeña parte de tu estilo de vida.

Después de 90 días, se hace más difícil recaer en los hábitos anteriores. Hay testimonios de personas que recayeron después de 90 días por curiosidad, para determinar exactamente hasta qué punto NoFap durante ese periodo de tiempo ha afectado a su percepción del porno y la masturbación. Podría decirse que algunas personas necesitan una recaída después de tanto tiempo para darse cuenta de lo repugnante y derrochador que es masturbarse viendo porno.

Lograr la mentalidad de no disfrutar más de un vicio que una vez te embelesó se demuestra a menudo participando en él una vez más. Sin embargo, considerar los testimonios como una advertencia elimina la necesidad de experimentar uno mismo el asco y el despilfarro. Tómalos de aquellos lo suficientemente valientes como para compartir sus historias y lo suficientemente atrevidos como para desafiarse a sí mismos. Llevar la retención de semen a su nivel más desafiante te impulsará al siguiente nivel.

Viaje de 30, 60 y 90 días

Aceptar el reto de NoFap durante 30, 60 o incluso 90 días requiere un enfoque estratégico y el compromiso de realizar cambios duraderos en tu estilo de vida. Para eliminar con éxito la masturbación y el porno, es fundamental poner en práctica estrategias eficaces que te aporten beneficios adicionales.

En primer lugar, tienes que entender que rendir cuentas es más fácil cuando no estás solo. Y no sólo emocionalmente, sino literalmente. Vivir con amigos y familiares te sitúa en el entorno perfecto para controlar tus impulsos. Pasa tiempo con ellos, habla con ellos, sal con ellos, haz planes y reúnete con ellos.

Sin embargo, vivir solo tiene sus ventajas. Sal a la calle más a menudo y rodeado de gente, ya sea reuniéndote con amigos y familiares o simplemente estando en público, donde es menos probable que actúes según tus impulsos. El truco está en no aislarse en un lugar donde sólo estés tú contra tus peores impulsos. Las personas cercanas a ti no tienen por qué conocer tu viaje NoFap, pero no hay nada malo en hablar de ello con gente de confianza.

En segundo lugar, el aburrimiento es un factor crucial. La masturbación es fácil de excusar cuando se hace sólo para pasar el rato, en lugar de hacerlo para relajarse. Por eso es tan importante encontrar un hobby y desarrollar una nueva habilidad. Llenan el día con muchas más cosas que hacer y, de hecho, alivian los nervios. La relación tóxica entre la dopamina y la masturbación es bastante diferente de la próspera consolidación entre la dopamina y las aficiones.

La masturbación dispara los niveles de dopamina, lo que te hace sentir muy bien durante un rato, hasta que tus niveles de dopamina caen al mínimo. La masturbación es la forma menos fiable de reducir la excitación porque se convierte en una nueva excitación. El subidón de dopamina tras la eyaculación es tan agradable que es de esperar que esa sensación se quiera repetir.

Hay formas más seguras de mejorar tu estado de ánimo, reducir el estrés y relajarte un poco, y esas formas pueden ser cualquier actividad divertida, sana e interesante que elijas. Piensa en lo que siempre has querido crear, o en algo que te gustaría que vendieran en las tiendas, o en algo que quieras arreglar, y ponte a ello.

El proceso de aprender y desarrollar una afición o interés nos proporciona un aumento de dopamina más saludable que la masturbación. Empezar una afición puede parecer difícil al principio, y eso es porque lo será. Hasta un maestro necesita practicar.

Sin embargo, la práctica regular de tus aficiones te ayudará a asociar la actividad con sensaciones de placer, lo que te motivará a realizarla más a la vez que satisface tu sistema de recompensas. En resumen, cuanto más practiques una afición, más mejorarás en ella, te sentirás mejor contigo mismo y querrás practicarla más a menudo.

Estas estrategias para completar el NoFap te ayudarán a sobrevivir los días más difíciles del reto, que se supone que son dentro de la primera semana y en días aleatorios semanas después. El mejor momento para empezar a poner en práctica estas estrategias es antes de empezar el reto, o idealmente en el mismo momento después de dejar este libro por hoy. Empieza a explorar formas de encontrarte a ti mismo antes de que lo haga el porno, o este reto te resultará desalentadoramente difícil.

Hay algunos que han registrado los picos y valles de su viaje NoFap, trazando los días más difíciles por delante, y registrando los beneficios a través de una línea de tiempo de 90 días y más allá. Cada persona es diferente, nuestras mentes y nuestros cuerpos reaccionarán en consecuencia. Sin embargo, los hitos y los escollos de cada supuesto calendario deben considerarse sugerencias y advertencias útiles.

Se dice que la primera semana es la más dura, por lo que las estrategias para ayudar con NoFap son cruciales. Durante la primera semana, puedes sentirte deprimido, ansioso y estresado, y puedes experimentar cambios de humor, falta de motivación y una mayor susceptibilidad a sus propios impulsos. Todos estos sentimientos negativos son síntomas de abstinencia, la respuesta natural de la mente y el cuerpo a una privación repentina de estímulos externos regulares.

Además, estos son signos de que tus niveles de dopamina se están regulando desde un pico poco saludable hasta lo más bajo que han estado en los últimos tiempos. Esas sensaciones pueden golpear como un camión, pero alejarte del porno mientras las tienes obligará al cuerpo a encontrar un nuevo desencadenante del sistema de recompensa, suavizando el golpe.

Los beneficios de NoFap se presentan justo después de la primera semana. ¿Quién podría olvidar el estudio que descubrió que la testosterona aumenta exponencialmente después de una semana de retención de semen? Todos los beneficios que vienen de un aumento de testosterona, el progreso que has hecho en tus pasatiempos o intereses, y tu nueva correa general en la vida se puede medir después de una corta semana.

Los días siguientes hasta el día 30 serán mucho más tranquilos, en términos relativos. El síndrome de abstinencia se hace más fácil de evitar, las actividades más productivas se vuelven más absorbentes, y empezamos a cosechar los beneficios mentales, físicos y espirituales de la NoFap con mucha más potencia que en la primera semana.

Treinta no es un punto de parada poco común. Llegar a los 30 días es un logro que merece ser felicitado, pero se supone que los beneficios de la NoFap llegan hasta donde puedas llegar. El viaje entre el día 30 y el día 60 es donde comienzan los cambios drásticos en tu carácter y en tus comportamientos inconscientes.

Hay muchos testimonios en NoFap que hablan del dolor, la frustración y las dificultades emocionales que conlleva llevar su viaje más allá de los 30 días. Un hilo común a todos los testimonios, artículos y libros sobre el tema es que todos experimentan dificultades que afectan su mente. Los pensamientos y las emociones se ven directamente afectados durante la NoFap, los impulsos rugen hasta que se les niega el tiempo suficiente o, por desgracia, se les satisface.

Sin embargo, entre los 30 y los 60 días, los pensamientos y las emociones se ven afectados positivamente de formas únicas y muy ventajosas. Una de las principales características es la mejora de la concentración. Una vez que los sentimientos reprimidos desaparecen, dan paso a la determinación, lo que garantiza un enfoque impulsado hacia cualquier cosa que te propongas lograr.

La mejora de la concentración también se caracteriza por una fuerte disminución de la niebla cerebral. Cuando esta niebla desaparece, resulta mucho más fácil contener las emociones, lo que ayuda a sentirlas sin que se reflejen en la cara. La reducción de la niebla cerebral también ayuda a evitar la procrastinación. La capacidad de retener la atención en tareas concretas también mejora, lo cual es otro resultado de dedicarse regularmente a aficiones y trabajar en objetivos concretos.

Pasar de 60 a 90 días lleva estas mejoras mentales aún más lejos, y los resultados que te impulsan a producir son innegables. La salud mental suele reflejarse en la salud física. Una mente clara y presente manifiesta un cuerpo más fuerte. Esta es otra forma de decir que los beneficios físicos de la NoFap aumentan con el tiempo.

Muchos de estos beneficios coinciden con los beneficios de un aumento de testosterona, así como un mayor compromiso con un objetivo. Todos estos beneficios son mucho más pronunciados en el período de 30-60 días, pasado el punto de ser obvio para ti mismo y para los demás.

Esa es otra de las ventajas de estar más rodeado de otras personas. Se darán cuenta de que estás mejorando y te animarán a seguir haciéndolo. Es difícil mantener un esfuerzo constante durante un periodo de dos meses, pero hay que hacerlo para conseguir resultados que importen. ¿Qué sentido tiene detenerse antes de completar tu evolución?

Más allá de 90 días

Se confirma que los beneficios de superar los 90 días de NoFap cambian la vida. Una forma de vida completamente nueva ha cambiado el curso de tu toma de decisiones durante más de tres meses. Eso es mucho tiempo, más que suficiente para formar nuevos hábitos y cimentarlos en tu comportamiento. Sólo se necesitan dos semanas para formar un hábito, y sólo unos pocos hábitos aprendidos pueden remodelar una vida.

Una faceta preocupante y a la vez esperanzadora de las personas es que podemos acostumbrarnos a cualquier cosa, incluido el sufrimiento. Hay un significado en cómo sufrimos y por qué sufrimos. ¿Sufres en el turbio pantano de las distracciones y la búsqueda de placer, haciéndolo para esconderte de lo que realmente te hace daño? ¿O sufres a través de la dolorosa reconstrucción de la mente y el cuerpo, reconstruyéndose para ser más fuertes, mientras te enfrentas a ti mismo, a lo que quieres y a por qué no lo tienes, a diario? No hay término medio.

La moderación podría considerarse un término medio, pero la moderación es relativa. Fapping una vez a la semana, o una vez al mes, o cuatro veces al año todo podría ser descrito como el uso moderado de acuerdo con los hábitos de algunas personas. No, se trata de una decisión binaria. Hundirse o nadar. Hacerlo o no hacerlo. Mejorar o decaer. El sufrimiento que elijamos nos dará la recompensa que merecemos.

Pasando los 90 días es cuando el reto de NoFap deja de ser un reto por completo. Con gran parte de tu atención girando en torno a intereses que sirven a tu desarrollo, y una sensación de claridad mental que refleja tu físico, llegarás de forma natural a la conclusión de que no hay tiempo en tu vida para el porno o la masturbación.

No sólo cambia tu vida entera como resultado de vivir así durante tanto tiempo, sino también tu percepción del porno, no sólo como un agujero negro para un tiempo precioso, sino como un acto verdaderamente indigno. Los hombres que superan los 90 días sienten repulsión por el porno y la masturbación. Este asco no es antinatural ni se trata de una respuesta parecida a la técnica Ludovico. Después de 90 días de tomar la misma decisión de abstenerse de la pornografía y la masturbación, estás dotado de pruebas en tu mente, a través de su cuerpo, y cómo se siente, la evidencia de que tu decisión fue la correcta.

Una respuesta muy natural a traicionar tus pensamientos conscientes y descuidar los intereses de tu cuerpo son el asco, la vergüenza, la culpa o, lo que es más probable, el arrepentimiento. Esos sentimientos no merecen el subidón de dopamina intensamente placentero, no cuando puedes sentirte bien de formas mejores. Formas a las que te has acostumbrado mucho más en los últimos tres meses.

106

puedes sentirte bien de formas mejores. Formas a las que te has acostumbrado mucho más en los últimos tres meses.

Conclusión

Así concluye la guía más completa sobre la retención del semen disponible hasta la fecha. Las antiguas enseñanzas, la ciencia moderna, la práctica espiritual y el estilo de vida de la retención del semen han sido recopilados en una guía introductoria para lograr tu mejor yo.

Los beneficios de la retención de semen se extienden a muchas áreas importantes de la vida, su efecto holístico mejora residualmente la salud mental, la atracción física, la disciplina, la forma física, la mentalidad, las relaciones y la productividad.

Piensa que para lograr una mejor versión de ti mismo en todas las facetas de tu ser, lo único a lo que debes renunciar es a eyacular. Durante una semana, un mes, tres meses, incluso más tiempo, eso depende de ti, pero recuerda que cuanto más tiempo practiques la retención de semen, mayores serán los supuestos y probados beneficios de la retención de semen.

La superación personal es el gran ecualizador, el nivel menos conocido de la selección natural. El mero hecho de ir al gimnasio de forma rregular te sitúa por delante de la mayor parte de la humanidad. Encontrar formas más sanas y productivas de emplear tu tiempo es la mayor distracción frente a la tentación, así como una forma pasiva de triunfar sobre tu peor yo.

Al asumir el reto de la retención de semen, estás recuperando tu masculinidad en estado puro. Te ayudará a darte cuenta de que la confianza no es lo mismo que el machismo o la chulería fanfarrona, que es un sentimiento que se alimenta tomando las decisiones correctas cada día, y ese sentimiento se refuerza viendo los progresos que haces durante un largo periodo de tiempo.

La masculinidad, en su esencia, consiste en realizarse a uno mismo de la forma en que un hombre puede hacerlo, llevándose al límite. No sólo en el ejercicio, no sólo en la educación, sino también en su moderación, en su capacidad para alejarse de algo dañino que ha estado haciendo durante demasiado tiempo y mantenerse alejado durante más tiempo de lo que nunca ha hecho antes.

Basta de programación y basta de lavado de cerebro: no importa lo que la sociedad o los medios de comunicación y los actores de mala fe tengan que decir sobre cualquier cosa que tenga que ver contigo o con la masculinidad. En lo que tienes que centrarte es en lo que puede ayudarte a hacerte más fuerte, a adaptarte al cambio más rápidamente y a sustituir lo que te perjudica por lo que sólo puede ayudarte.

Ayudar y proteger a los tuyos con tus nuevas proezas, liderar a los demás o encontrar a las personas adecuadas para que te lideren a ti, y forjar tu propio camino a pesar de las adversidades son algunos de los muchos rasgos de desarrollo de la masculinidad. En resumen, no hay nada más masculino que un hombre que conquista un reto difícil sin otra razón que ver si puede.

Ten siempre presente que este libro no es una mera guía, sino un compañero inestimable en tu sagrado viaje hacia el camino de la retención del semen. En sus páginas encontrarás ideas profundas, técnicas poderosas e inspiración ilimitada que te ayudarán a mantenerte comprometido con esta práctica transformadora.

Acostúmbrate a consultar esta extraordinaria guía cada vez que necesites información vital o una dosis de motivación. Deja que su sabiduría envuelva tu ser y encienda las llamas de la determinación en tu corazón. Que sea un recordatorio constante del increíble poder que reside dentro de ti y del ilimitado potencial de crecimiento y autodominio que se puede lograr mediante la retención de semen.

Recuerda que cada paso que das en este camino es un paso hacia el autodescubrimiento, el empoderamiento y la dicha trascendente. Con este libro como compañero inquebrantable, guiado por sus enseñanzas y animado por sus palabras, dispondrás de todo lo necesario para emprender este extraordinario viaje con fe inquebrantable y resuelta determinación.

Por último, te animo a compartir tu experiencia dejando un comentario en Amazon. Tus comentarios pueden inspirar a otros que están buscando los beneficios de la retención de semen, pero pueden estar indecisos o inseguros de por dónde empezar. Juntos, ¡empoderémonos mutuamente en este increíble camino hacia el desbloqueo de nuestro verdadero potencial!

Reflexiones finales de Leo Black

Al llegar al final de nuestro viaje juntos, me gustaría pedirte un pequeño pero impactante favor.

Si este libro te ha proporcionado ideas o estrategias que te han resultado valiosas, considera la posibilidad de dejar una reseña. Tus comentarios no solo me ayudan como autor independiente, sino que también guían a otras personas hacia los recursos que necesitan para su viaje empresarial.

Una rápida reseña en la plataforma en la que compraste este libro puede marcar una diferencia significativa. Ayuda a que más personas descubran y se beneficien del contenido, como lo hiciste tú.

Gracias por acompañarme en este viaje y por todo el apoyo que puedas ofrecerme. Tu contribución es muy importante.

Te deseo mucho éxito,

Leo Black

Explorar otros títulos interesantes de Leo Black

Si "Retención de Semen: La Revolución" ha despertado su interés y le ha aportado valiosas ideas, es probable que el resto de la colección de Leo Black le resulte igualmente transformadora. Cada libro ofrece perspectivas únicas y estrategias prácticas para mejorar diversos aspectos de su vida.

1. **"1% Mejor: Haz pequeñas mejoras para lograr cambios masivos a lo largo del tiempo"**

Descubre el poder del progreso incremental. Este libro te guía a través del proceso de hacer pequeñas mejoras diarias para una transformación significativa a largo plazo.

2. **"Cómo analizar a las personas de un vistazo"**

Aprenda a leer las sutiles señales que la gente emite inconscientemente. Este libro ofrece ideas para comprender e interpretar las señales no verbales y mejorar así las conexiones interpersonales.

3. **"Productividad atómica"**

Sumérgete en técnicas para aumentar la productividad sin agotar tu autodisciplina. Este libro se centra en los trucos de comportamiento y en la creación de pequeños hábitos duraderos para lograr un éxito sostenido.

4. **"Cómo ligar con mujeres**

Domina el arte de la atracción con secretos de experto sobre cómo despertar el interés instantáneo, mantener la persecución y crear conexiones duraderas.

5. **"DOMINIO DE LOS MENSAJES DE TEXTO A LAS MUJERES"**

Eleva tu juego de mensajes de texto con secretos de atracción magnética. Aprende a crear conversaciones que despierten el interés y el deseo, haciendo que tus mensajes sean imposibles de ignorar.

6. **"Dureza mental para atletas adolescentes"**

Una guía para que los jóvenes deportistas desarrollen resiliencia y concentración en una era de distracciones. Este libro es esencial para los adolescentes que aspiran a destacar en el deporte de competición.

7. **"Controla tu mente, domina tus emociones"**

Este libro proporciona estrategias para la regulación emocional y el control mental, cruciales para el crecimiento personal y profesional.

Los libros de Leo Black no son sólo lecturas; son herramientas para el desarrollo personal y el dominio en diversos ámbitos de la vida. Tanto si buscas mejorar las relaciones, la productividad, la fortaleza mental o el control emocional, hay un libro en esta colección para guiar tu viaje. Encuentra la biblioteca completa de Leo Black haciendo clic en su nombre en la plataforma en la que compraste este libro para encontrar su página de autor. Continúa tu camino hacia la superación y el dominio.

Da rienda suelta a tu alfa interior y consigue a la chica de tus sueños - ¡Di adiós a ser ignorado a partir de hoy!

¿Sientes que no consigues llamar la atención de una chica? ¿Estás cansado de que ignoren tus mensajes o de parecer necesitado o aburrido?

¿Eres de los que se esfuerzan por elaborar el mensaje perfecto que la haga fijarse en ti y entablar una conversación?

Tal vez haya intentado todo lo que se le ha ocurrido, pero sigue sin obtener respuesta de ella.

Si esto te suena a ti, no estás solo. Muchos hombres se encuentran en la misma situación, luchando por elaborar mensajes impactantes que despierten el interés de una mujer.

Intentas ser creativo, pero no funciona.

La lucha de la comunicación moderna puede ponerte nervioso y hacerte sentir frustrado, impotente y desesperanzado. Por no mencionar que también puede hacerte sentir como un completo perdedor.

Empiezas a preguntarte: ¿qué estoy haciendo mal? ¿Realmente soy tan aburrido? ¿Cómo puedo llamar su atención?

Pero quizá te estés haciendo las preguntas equivocadas...

¿Y si por fin hubiera una solución a todos tus problemas con los mensajes de texto?

¿Y si pudieras crear mensajes que hicieran que no sólo se fijara en ti, sino que te persiguiera?

¿Y si todas las estrategias que necesitas ya están disponibles y listas para que las utilices?

Esta completa guía es exactamente lo que necesita.

Este libro te mostrará paso a paso cómo escribir mensajes que capten su atención y hagan que se interese por ti. Descubrirás el arte de elaborar mensajes poderosos que harán que ella te persiga. Se acabó el ser ignorado o parecer necesitado.

Por fin tendrás la confianza necesaria para ser tú mismo y conseguir a la chica de tus sueños.

En Texting Women Mastery de Leo Black, descubrirás:

- **Por qué a los hombres no se les dan bien los mensajes de texto**: ¡no sólo te pasa a ti! Descubre los errores que suelen cometer los hombres al enviar mensajes de texto a las mujeres y aprende a evitarlos.

- **Las 5 Cs de la atracción textual** - entiende la fórmula SECRETA de elaborar mensajes poderosos que harán que le gustes

- **Trucos y consejos para despertar su interés** y mantener la conversación sin parecer necesitado o aburrido: ¡di adiós a los silencios incómodos!

- **Flirteo 101** - domina el arte del flirteo por SMS y haz que te desee

- **Escenarios y soluciones a los problemas más comunes que encuentran los hombres cuando envían mensajes de texto a las mujeres** - ¿Respuestas de una sola palabra? ¿Ignoran tus mensajes? Lea este libro y resuelva estos problemas y muchos más.

- **Cómo pedirle una cita** - descubre las mejores estrategias para pedirle una cita sin parecer desesperado

- **Más de 30 ejemplos de textos para que no tenga** que empezar de cero

Y mucho más.

Ahora estarás pensando: "Esto suena demasiado bien para ser verdad".

Pero no es así. Con esta increíble guía, por fin podrás tomar el control y gustarle a la chica de tus sueños.

Ya no tendrás que sentirte impotente o frustrado cuando le envíes mensajes. Una vez que conozcas los secretos contenidos en este libro, serás capaz de elaborar con confianza mensajes poderosos que hagan que ella se sienta atraída por ti y ¡mantengan su interés!

Referencias

Ahbab. (2020, 28 de septiembre). *10 beneficios confirmados del Nofap después de 90 días*. BasicIdeaz. https://basicideaz.com/benefits-of-nofap/

Alerta, E. (2019, 22 de enero). *La feminización de los hombres provoca un aumento de la homofobia*. Eurek¡Alerta! https://www.eurekalert.org/news-releases/557771

B-Daddy (2011). *Los hombres sexualmente activos necesitan más selenio - B-Daddy*. Www.b-Daddy.org. http://www.b-daddy.org/selenium-for-men

Bartels, A. (2018, 6 de noviembre). *Glicinato de zinc | Salud sexual masculina | Fertilidad | Agrandamiento de la próstata*. Www.purelabvitamins.com.
https://www.purelabvitamins.com/blog/zinc-is-essential.php#:~:text=Con%20cada%20eyaculación%2C%20un%20humano.

Bassil, N., Alkaade, S., & Morley, J. E. (2009). Los beneficios y riesgos de la terapia de reemplazo de testosterona: una revisión. *Therapeutics and Clinical Risk Management, 5*, 427-448. https://www.ncbi.nlm.nih.gov/pmc/articles/PMC2701485/

Brody, S., & Krüger, T. H. C. (2006). El aumento de prolactina postorgásmica tras el coito es mayor que tras la masturbación y sugiere una mayor saciedad. *Biological Psychology, 71*(3), 312-315. https://doi.org/10.1016/j.biopsycho.2005.06.008

Browning, K., & Hill, K. (2022, 29 de julio). Las estrellas del streaming pagan el precio de la fama en Internet. *The New York Times*.

https://www.nytimes.com/2022/07/29/technology/twitch-stalking.html

Cashdan, E. (2008). Waist-to-Hip Ratio across Cultures: Trade-Offs between Androgen- and Estrogen-Dependent Traits. *Current Anthropology*, *49*(6), 1099-1107. https://doi.org/10.1086/593036

Cheah, S. G. (2021, 2 de enero). *The Feminization Of Men Cheats Women Out Of Our Natural Desire To Admire Strong Men*. Evie Magazine. https://www.eviemagazine.com/post/feminization-men-cheats-women-natural-desire-to-admire-strong-men

Comisario de la Infancia . (2023). "*En realidad, mucho de ello no es más que maltrato*". https://assets.childrenscommissioner.gov.uk/wpuploads/2023/02/cc-a-lot-of-it-is-actually-just-abuse-young-people-and-pornography-updated.pdf

Cirino, E. (2018, 6 de marzo). *Karezza: Posiciones, métodos y beneficios*. Healthline. https://www.healthline.com/health/karezza#benefits

Clínica Cleveland. (2023, 5 de julio). *Amigo o falso: ¿Son saludables las relaciones parasociales?* Cleveland Clinic. https://health.clevelandclinic.org/parasocial-relationships/#:~:text=En%202006%2C%20investigadores%20David%20Giles

CNN. (2023, 7 de octubre). *Las leyes de la atracción sexual - CNN.com*. Edition.cnn.com. https://edition.cnn.com/2009/LIVING/personal/04/13/o.laws.of.sex.attraction/

Engle, G. (2022, 22 de septiembre). *Por qué el sexo de mantenimiento es tan importante en los matrimonios felices*. Brides. https://www.brides.com/story/why-maintenance-sex-is-so-important-in-happy-marriages

Falomir-Pichastor, J. M., Berent, J., & Anderson , J. R. (2019). *Percepción de la feminización de los hombres y actitudes hacia la homosexualidad - Reacciones de los hombres heterosexuales al declive de la norma antifeminidad de la masculinidad.* https://doi.org/10.1007/s11199-018-0985-6

Fraccaro, P. J. (2011, 1 de marzo). *(PDF) Pruebas experimentales de que las mujeres hablan con un tono de voz más alto a los hombres que encuentran atractivos.* ResearchGate. https://www.researchgate.net/publication/216267669_Experimental_e vidence_that_women_speak_in_a_higher_voice_pitch_to_men_they_ find_attractive

Freeman, D. (2013, 29 de abril). *Estudio sobre el vello facial revela el aspecto que más gusta a las mujeres.* HuffPost UK. https://www.huffingtonpost.co.uk/entry/beard-study-heavy-stubble-men-attractive-women_n_3180157

Gallagher, S. (2019, 14 de marzo). *El porno ha hecho que una cuarta parte de las mujeres británicas consideren seriamente la cirugía plástica.* HuffPost UK. https://www.huffingtonpost.co.uk/entry/a-quarter-of-british-women-say-porn-has-made-them-seriously-consider-cosmetic-surgery_uk_5c87eea1e4b0450ddae4d5ed

Abandono del juego. (2021, 31 de agosto). *Cómo hacer una desintoxicación de dopamina.* Game Quitters. https://gamequitters.com/how-to-do-a-dopamine-detox/

Glaze, V. (2022, 31 de agosto). *Twitch streamer reveals terrifying IRL stalking incident with viewer who "loves" her.* Dexerto. https://www.dexerto.com/entertainment/twitch-streamer-reveals-terrifying-irl-stalking-incident-with-viewer-who-loves-her-1919837/

Gola, M., Wordecha, M., Sescousse, G., Lew-Starowicz, M., Kossowski, B., Wypych, M., Makeig, S., Potenza, M. N., & Marchewka, A. (2017). Puede la pornografía ser adictiva? Un estudio fMRI de hombres que buscan tratamiento para el uso problemático de pornografía. *Neuropsychopharmacology, 42*(10), 2021-2031. https://doi.org/10.1038/npp.2017.78

Goldblatt, B. (2011). *Pornografía infantil virtual: The Children Aren't Real, But the Dangers Are; Why the Ashcroft Court Got it*

Wrong. https://scholarship.shu.edu/cgi/viewcontent.cgi?article=1040&context=student_scholarship

Gov, Y. (2023, 30 de enero). *Young Westerners less likely to see themselves as "totally masculine" or "totally feminine" | YouGov.* Yougov.co.uk. https://yougov.co.uk/topics/society/articles-reports/2023/01/30/young-westerners-less-likely-see-themselves-totall

Grant, H. (2020, 15 de diciembre). *Cómo el porno extremo se ha convertido en una droga de entrada al abuso infantil.* The Guardian. https://www.theguardian.com/global-development/2020/dec/15/how-extreme-porn-has-become-a-gateway-drug-into-child-abuse

Grinberg, E., & Silver, L. (2023, 19 de julio). *Mauricio Guerrero, acusado de Stalker in the Attic, condenado.* Court TV. https://www.courttv.com/news/stalker-in-the-attic-defendant-mauricio-guerrero-faces-sentencing/

Salud en Directo. (2023, 15 de septiembre). El *zinc y su salud.* Www.healthdirect.gov.au. https://www.healthdirect.gov.au/zinc#too-much

Salud, N. (2021, 19 de abril). *Zinc | Eat For Health.* Eatforhealth.gov.au. https://www.eatforhealth.gov.au/nutrient-reference-values/nutrients/zinc

Henshaw, P. (2023, 8 de febrero). *Niños de nueve años cuando se exponen por primera vez al porno.* Www.headteacher-Update.com. https://www.headteacher-update.com/news/children-as-young-as-nine-when-first-exposed-to-porn-rse-relationships-sex-education-online-safety-bill-safeguarding-pshe/249921/

Heston, K., & McClure, E. (2023, 25 de agosto). *Cómo disminuir el deseo sexual: Natural & Medical Solutions.* WikiHow. https://www.wikihow.com/Lower-Your-Sex-Drive

Hullett, A. (2021, 21 de junio). *Guía del Bhakti Yoga para principiantes*. Greatist. https://greatist.com/health/bhakti-yoga#:~:text=The%20practice%20of%20Bhakti%20yoga

EN EL TRIBUNAL DE DISTRITO DE LOS ESTADOS UNIDOS PARA EL DISTRITO OCCIDENTAL DE PENNSYLVANIA DIVISIÓN DE PITTSBURGH. (2019). https://www.yourbrainonporn.com/wp-content/uploads/2019/11/1_-Alex-Rhodes-defamation-suit-against-Nicole-Prause-COMPLAINT.pdf

24 de enero, S. T. actualizado en, & 2023. (2023, 25 de agosto). *¿Qué es la adicción al porno?* Proyecto Saber. https://projectknow.com/porn-addiction/

Jiang, M., Xin, J., Zou, Q., & Shen, J.-W. (2003). A research on the relationship between eyaculation and serum testosterone level in men. *Revista de la Universidad de Zhejiang. Science, 4*(2), 236-240. https://doi.org/10.1631/jzus.2003.0236

Kelly, E. (2018, 6 de junio). *Will Smith "tenía sus sentimientos" sobre su hijo Jaden usando faldas y vestidos*. Metro. https://metro.co.uk/2018/06/06/will-smith-feelings-son-jaden-wearing-skirts-dresses-7608987/

King, R., Dempsey, M., & Valentine, K. A. (2016). Medición del reflujo de esperma tras el orgasmo femenino: un nuevo método. *Socioaffective Neuroscience & Psychology, 6*(1), 31927. https://doi.org/10.3402/snp.v6.31927

Krans, B. (2020, 16 de noviembre). *¿Puede el porno inducir disfunción eréctil?* Healthline. https://www.healthline.com/health/erectile-dysfunction/porn-induced-ed

Krysiak, R., Drosdzol-Cop, A., Skrzypulec-Plinta, V., & Okopien, B. (2016). Función sexual y síntomas depresivos en mujeres jóvenes con contenido elevado de macroprolactina: un estudio piloto. *Endocrine, 53*(1), 291-298. https://doi.org/10.1007/s12020-016-0898-5

Lab, P. (2020, 24 de julio). *Zinc para hombres*. Performance Lab®. https://www.performancelab.com/blogs/nutrition/zinc-for-men

Laurance, J. (2011, 23 de agosto). La *pornografía vinculada al enorme aumento de la cirugía plástica en las mujeres*. The Independent.   https://www.independent.co.uk/life-style/health-and-families/health-news/pornography-linked-to-huge-rise-in-plastic-surgery-for-women-2342749.html

LEGADO. (2022, 12 de agosto). *Retención seminal: ¿qué es y puede mejorar la fertilidad?   -   Give   Legacy*. Https://Www.givelegacy.com/. https://www.givelegacy.com/resources/semen-retention-fertility/

Legado. (2022, 12 de agosto). *Retención seminal: ¿qué es y puede mejorar la fertilidad? - Legado*. Https://Www.givelegacy.com/. https://www.givelegacy.com/resources/semen-retention-fertility/

Ley, D. (2019a, 23 de julio). *Stripchat se asocia con expertos en sexualidad para la serie Cam Session*. Stripchat. https://stripchat.com/blog/stripchat-partners-with-sexuality-experts-for-cam-session-series/

Ley, D. (2019b, 8 de diciembre). *Las personas que se masturban ¡tienen más sexo! - Dr David Ley*. Stripchat. https://stripchat.com/blog/people-that-masturbates-have-more-sex-dr-david-ley/

Ley, D. J. (2015, 3 de marzo). *El fenómeno NoFap | Psychology Today*. Www.psychologytoday.com. https://www.psychologytoday.com/us/blog/women-who-stray/201503/the-nofap-phenomenon

Ling, L. (2019, 27 de septiembre). *Dice que se hizo adicto al porno a los 12 años. Esto es lo que quiere que sepan los padres*. CNN. https://edition.cnn.com/2019/09/27/health/this-is-life-lisa-ling-alex-rhodes-nofap-wellness/index.html

LOLA. (2017, 24 de febrero). *La historia del placer sexual igualitario   para   las   mujeres*.   LOLA.

https://mylola.com/blogs/womens-history/the-history-of-equal-sexual-pleasure-for-women

Lyness, D. (2020, 1 de enero). *¿Es normal pensar mucho en el sexo? (para adolescentes) - Nemours KidsHealth*. Kidshealth.org. https://kidshealth.org/en/teens/thinking.html

Malonda-Vidal, E., Samper-García, P., Llorca-Mestre, A., Muñoz-Navarro, R., & Mestre-Escrivá, V. (2021). Masculinidad tradicional y agresividad en la adolescencia: Su Relación con Procesos Emocionales. *Revista Internacional de Investigación Ambiental y Salud Pública, 18*(18), 9802. https://doi.org/10.3390/ijerph18189802

Mandriota, M. (2021, 11 de noviembre). *¿Qué es el condicionamiento operante?* Psych Central. https://psychcentral.com/health/operant-conditioning#how-it-works

Manson, M. (2023, 7 de octubre). *Cómo atraer a las mujeres*. Mark Manson. https://markmanson.net/attract-women

Personal de la Clínica Mayo. (2022, 2 de noviembre). *Dieta de bajo índice glucémico: ¿Qué hay detrás de las afirmaciones?* Mayo Clinic. https://www.mayoclinic.org/healthy-lifestyle/nutrition-and-healthy-eating/in-depth/low-glycemic-index-diet/art-20048478#:~:text=A%20low%2Dglycemic%20index%20(low

McGrattan, D. J. (2019, 13 de noviembre). *Se puede bajar el deseo sexual?* Netdoctor. https://www.netdoctor.co.uk/healthy-living/sex-life/a27015579/libido-high-sex-drive/

Personal consciente. (2020, 8 de julio). *¿Qué es mindfulness?* Mindful. https://www.mindful.org/what-is-mindfulness/

Revolución moral. (2015, 13 de mayo). *Cómo manejas tu deseo sexual sin....¿Sabes?* Revolución Moral. https://www.moralrevolution.com/blog/manage-my-sex-drive-without

NoFap. (2018, 16 de junio). *Una gota de semen vale por diez gotas de sangre (一滴精十滴血)*. NoFap®. https://forum.nofap.com/index.php?threads/one-drop-of-semen-is-

worth-ten-drops-of-blood-
%E4%B8%80%E6%BB%B4%E7%B2%BE%E5%8D%81%E6%BB
%B4%E8%A1%80.178730/

Oxford University Press. (2016, 8 de agosto). *Maithuna | Enciclopedia.com.* Www.encyclopedia.com. https://www.encyclopedia.com/philosophy-and-religion/other-religious-beliefs-and-general-terms/miscellaneous-religion/maithuna

Panchal, B. (2021, 17 de septiembre). *Fertilidad masculina | Selenio y buena circulación | Holland & Barrett.* Www.hollandandbarrett.com. https://www.hollandandbarrett.com/the-health-hub/conditions/mens-health/mens-sexual-health/guide-to-male-fertility/#:~:text=Selenium%20is%20essential%20for%20sperm

Parker, K., Horowitz, J. M., & Stepler, R. (2017, 5 de diciembre). *3. Los estadounidenses consideran que la sociedad valora más la masculinidad que la feminidad.* Proyecto Tendencias Sociales y Demográficas del Centro de Investigación Pew. https://www.pewresearch.org/social-trends/2017/12/05/americans-see-society-placing-more-of-a-premium-on-masculinity-than-on-femininity/

Paslakis, G., Chiclana-Actis, C., & Mestre, G. (2020). Asociaciones entre exposición a pornografía, imagen corporal e imagen corporal sexual: Una revisión sistemática. *Journal of Health Psychology, 27(3):135910532096708.* https://doi.org/10.1177/1359105320967085

Pietrangelo, A. (2016, 30 de noviembre). *Más grande, más rápido, más fuerte? 6 Beneficios de la testosterona.* Healthline. https://www.healthline.com/health/benefits-testosterone#benefits

Libros de prensa. (2022, 1 de agosto). *Capítulo 7: Recompensa y refuerzo - Drogas y comportamiento.* Opentext.wsu.edu. https://opentext.wsu.edu/biopsychological-effects-alcohol-drugs/chapter/chapter-7-reward-and-reinforcement/#:~:text=Para%20que%2C%20tengamos%20que

Centro médico para hombres Prestige. (2021, 4 de octubre). *3 Efectos Sorprendentes de la Pornografía y la Adicción al Porno.*

Prestige Men's Medical. https://prestigemensmedical.com/blog/effects-of-pornography-and-porn-addiction/

PsychGuides. (2019). *PsychGuides.com.* PsychGuides.com. https://www.psychguides.com/behavioral-disorders/porn-addiction/

Rafter, D. (2023, 2 de febrero). *Harry Styles hizo historia con un vestido en la portada de Vogue.* HITC. https://www.hitc.com/en-gb/2023/02/02/harry-styles-reveals-inspiring-reason-he-wears-skirts-and-dresses/

Randolph, E. (2020, 17 de octubre). *Por qué Jaden Smith decidió llevar faldas en contra de los deseos de Will Smith.* Showbiz Cheat Sheet. https://www.cheatsheet.com/entertainment/why-jaden-smith-decided-to-wear-skirts-against-will-smiths-wishes.html/

Rostad, W. L., Gittins-Stone, D., Huntington, C., Rizzo, C. J., Pearlman, D., & Orchowski, L. (2019). La asociación entre la exposición a la pornografía violenta y la violencia en el noviazgo adolescente en estudiantes de secundaria de 10º grado. *Archives of Sexual Behavior*, 48(7), 2137-2147. https://doi.org/10.1007/s10508-019-1435-4

Rothman, E., & Adhia, A. (2015). Adolescent Pornography Use and Dating Violence among a Sample of Primarily Black and Hispanic, Urban-Residing, Underage Youth. *Behavioral Sciences*, 6(1), 1. https://doi.org/10.3390/bs6010001

Samuel, S. (2019, 13 de noviembre). *El ayuno de dopamina es la nueva moda de Silicon Valley. Está respaldada por la ciencia?* Vox. https://www.vox.com/future-perfect/2019/11/13/20959424/dopamine-fasting-silicon-valley-trend-neuroscience

Seigfried-Spellar, K. C., y Rogers, M. K. (2013). ¿Sigue el consumo desviado de pornografía una progresión similar a la de Guttman? *Computers in Human Behavior*, 29(5), 1997-2003. https://doi.org/10.1016/j.chb.2013.04.018

Sivananda, S. S. (2023, 7 de octubre). *Filosofía del Bhakti - La Sociedad de la Vida Divina*. The Divine Life Society. https://www.dlshq.org/discourse/philosophy-of-bhakti/

Smith, C. (2018, 22 de octubre). *Los 10 signos principales de la adicción al porno*. Addiction Center. https://www.addictioncenter.com/community/signs-of-porn-addiction/

Sol, M. (2014, 8 de julio). *Transmutación Sexual: 5 Formas de canalizar la energía sexual*. LonerWolf. https://lonerwolf.com/sexual-transmutation/

UCSF Health. (2018, 19 de agosto). *Prolactina*. Ucsfhealth.org. https://www.ucsfhealth.org/medical-tests/prolactin-blood-test#:~:text=Normal%20Results

Universidad de Reading. (2021, 15 de febrero). *La ciencia detrás de por qué los pasatiempos pueden mejorar nuestra salud mental*. Connecting Research. https://research.reading.ac.uk/research-blog/the-science-behind-why-hobbies-can-improve-our-mental-health/#:~:text=Cuando%20tomamos%20parte%20en

Villines, Z. (2020, 29 de septiembre). *Beneficios del NoFap: Definición y lo que dice la investigación*. Www.medicalnewstoday.com. https://www.medicalnewstoday.com/articles/nofap-benefits

Watson, D., Beer, A., y McDade-Montez, E. (2013). El papel del surtido activo en la similitud conyugal. *Journal of Personality*, *82*(2), 116-129. https://doi.org/10.1111/jopy.12039

Wells, C. (2021, 15 de noviembre). *Harry Styles dons dresses and heels as he covers Dazed magazine*. Mail Online. https://www.dailymail.co.uk/tvshowbiz/article-10204649/Harry-Styles-dons-dresses-heels-covers-Dazed-magazine.html

YourBrainOnPorn. (2014, 24 de abril). *Después de hacer dos pruebas de más de 90 días de NoFap, este ha sido un viaje increíble. - Tu cerebro en el porno*. Www.yourbrainonporn.com. https://www.yourbrainonporn.com/rebooting-accounts/rebooting-accounts-page-1/after-doing-two-90-day-trials-of-nofap-this-has-been-one-amazing-journey/

TuCerebroEnElPorno. (2019, 19 de abril). *Alexander Rhodes, fundador de NoFap, demanda por difamación a Nicole Prause / Liberos - Tu Cerebro En El Porno*. Www.yourbrainonporn.com. https://www.yourbrainonporn.com/relevant-research-and-articles-about-the-studies/critiques-of-questionable-debunking-propaganda-pieces/nofap-founder-alexander-rhodes-defamation-lawsuit-against-nicole-prause-liberos/

Ziegesar, P. von. (2020, 27 de enero). *El sexo tántrico promete felicidad sana; ¿qué dice la ciencia? - Peter von Ziegesar | Ensayos Aeon*. Aeon. https://aeon.co/essays/tantric-sex-promises-healthy-bliss-what-does-the-science-say